Dr. med. Matthias Rath

Im Namen der Menschheit

Ein Tatsachenbericht über das

skrupellose "Geschäft mit der Krankheit"

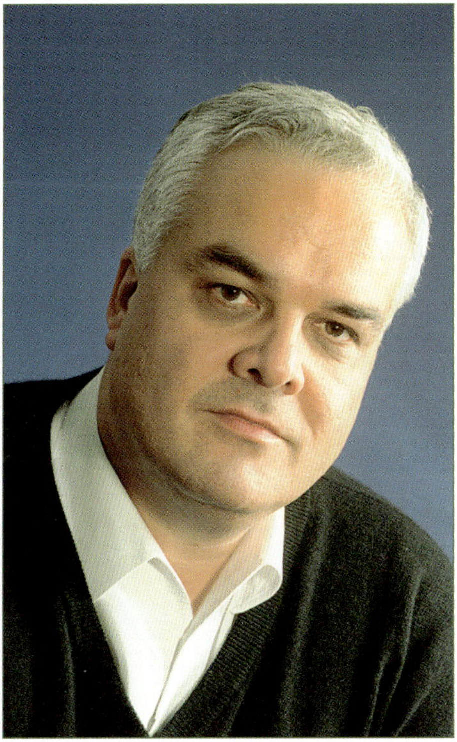

Dr. med. Matthias Rath
Pionier der Zellular Medizin

1. Auflage

MR Publishing B.V.
Postbus 859
NL-7600 AW Almelo

Fax: (31) 546 533 343
www.dr-rath.com

ISBN 90-76332-37-1

Inhalt

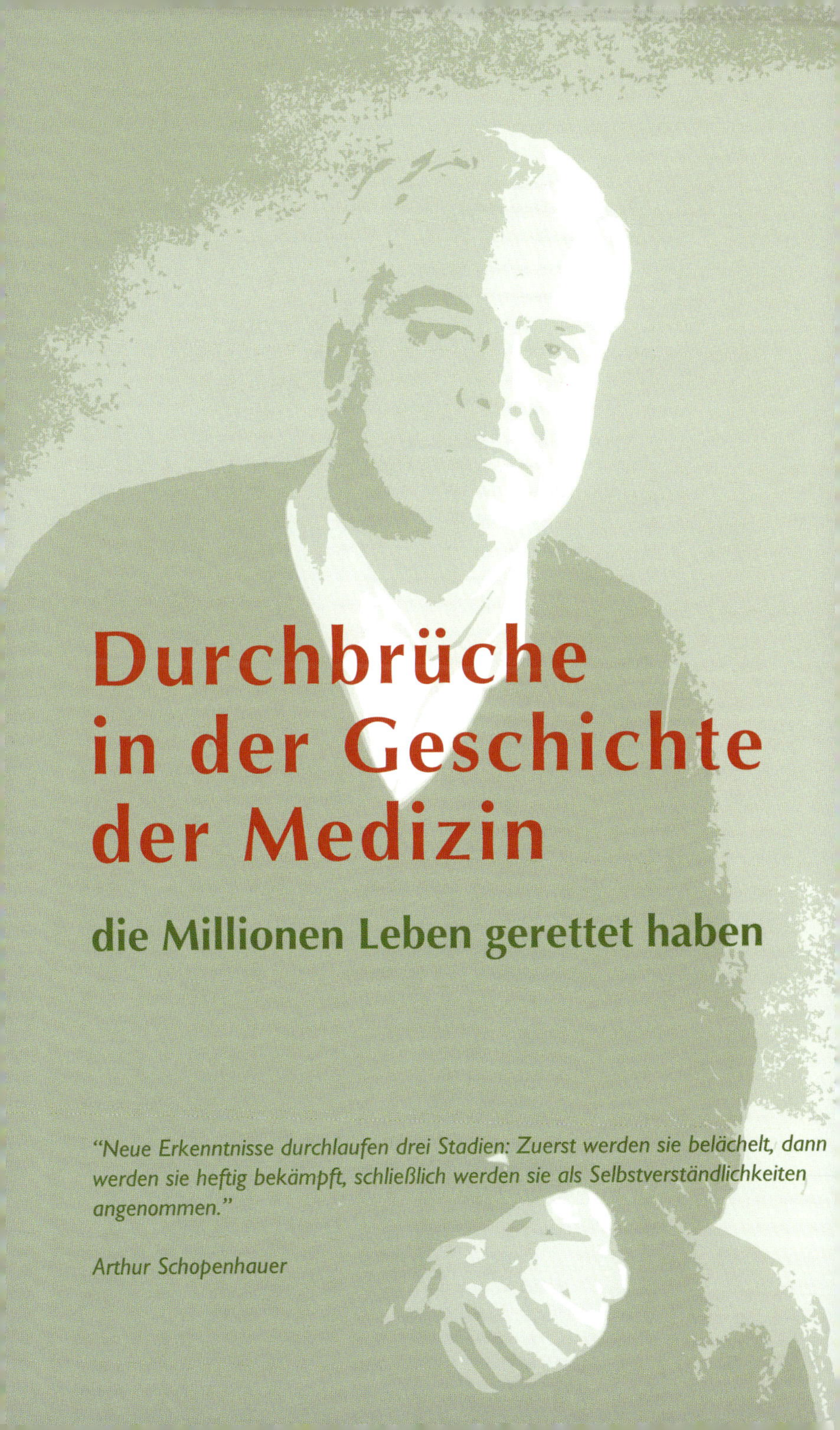

Durchbrüche in der Geschichte der Medizin

die Millionen Leben gerettet haben

“Neue Erkenntnisse durchlaufen drei Stadien: Zuerst werden sie belächelt, dann werden sie heftig bekämpft, schließlich werden sie als Selbstverständlichkeiten angenommen.”

Arthur Schopenhauer

Dr. Rath stellte Vitaminmangel als die Hauptursache dieser Erkrankungen fest

Wie oft ist die Ursache der Krankheit nicht bekannt

	vor den Entdeckungen von Dr. Rath		nach den Entdeckungen von Dr. Rath
Herzinfarkte	80%	→	5%
Schlaganfälle	80%	→	5%
Bluthochdruck	90%	→	5%
Herzschwäche	90%	→	1%
Herzrhythmusstörungen	70%	→	5%
Altersdiabetes	95%	→	1%

Jede Reduzierung bedeutet, dass Millionen Leben gerettet wurden.

Einleitung

"Wir haben gelitten, gehungert und triumphiert,
sind an der Größe des Ganzen gewachsen.
Wir haben die bloße Seele des Menschen erreicht."

Sir Ernest Shackelton, Polarforscher, 1908

Der zweimalige Nobelpreisträger Linus Pauling sagte, dass die Entdeckungen von Dr. Rath als wichtigste Erkenntnis der zweiten Hälfte des 20. Jahrhunderts anzusehen sind. Dieses Buch erzählt die Geschichte dieser Entdeckungen.

Nie zuvor hat sich ein medizinischer Durchbruch so direkt und unmittelbar auf das Leben von Millionen Menschen ausgewirkt wie die Entdeckungen von Dr. Rath. Dieses Buch erklärt einem Laien die unmittelbaren Folgen dieser Entdeckungen für Millionen Patienten.

David gegen Goliath

Nie zuvor wurde die medizinische Wahrheit so vehement von einer Milliarden-Dollar-Industrie, der Pharmaindustrie, bekämpft, deren eigentliche Grundlage das "Geschäft mit der Krankheit" ist. Dies ist das Kriegstagebuch dieses Kampfes.

Nie zuvor hing der Kampf von David gegen Goliath, zum Wohle von Millionen Menschen, so sehr von einem Mann ab. Dies ist die historische Darstellung des Wissenschaftlers, der die Goliaths der Pharmaindustrie zwang, die wissenschaftliche Wahrheit anzuerkennen und groß angelegte Forschungsarbeiten über Vitamine einzuleiten.

Die letzten zehn Jahre des 20. Jahrhunderts werden als der Zeitraum in die Annalen eingehen, in der das Milliarden-Dollar-Geschäft mit der Krankheit von den Pharmaunternehmen in ein "auf Gesundheit ausgerichtetes Geschäft" verwandelt wurde, ein gigantischer Schritt in der Geschichte des Menschen und die Voraussetzung für die letzte Phase, wenn die Gesundheit des Menschen zu einem Menschenrecht wird.

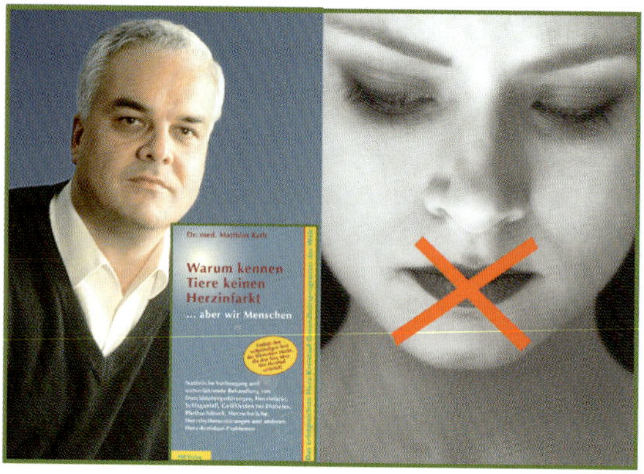

David & Goliath

Grundlage des Vitamin-Kartells

Vor zehn Jahren bildeten große Pharmaunternehmen wie Hoffmann-LaRoche, BASF und Archer Daniels Midland ein Vitamin-Kartell, das bei Preisabsprachen für Vitaminrohstoffe kriminell zusammenarbeitete. Durch diese kriminellen Handlungen wurde der Preis für Vitamine für jeden Haushalt in Amerika künstlich angehoben.

Obwohl diese Unternehmen Strafen in Milliardendollarhöhe zahlten, hat sich niemand die wichtigste aller Fragen gestellt: Was veranlasste die Pharmagiganten dazu Preisabsprachen vorzunehmen? Preisabsprachen im Umfang von Multimilliarden Dollar setzen die Erwartung einer steigenden Verbrauchernachfrage nach diesen Vitaminen voraus. Dieses Buch beschreibt, wie Dr. Rath Hoffmann-LaRoche von dem medizinischen Durchbruch informierte, der einige der größten Pharmaunternehmen der Welt veranlasste, sich an kriminellen Handlungen zu beteiligen.

Der Kampf gegen das Pharma-Kartell

Dieses Buch beleuchtet den Hintergrund eines der größten Siege für die Gesundheit der Menschen in Amerika: Der Dietary Supplement Health and Education Act (DSHEA) – das Gesetz zur Verbreitung von Gesundheitsinformationen zu Nahrungsstoffen – von 1994. Dieses "Gesetz zur Vitaminfreiheit" war die Antwort der amerikanischen Bevölkerung auf eine zweijährige Kampagne der amerikanischen Pharmaunternehmen und der US-Bundesverwaltung für Nahrungs- und Arzneimittel FDA, um Vitamine verschreibungspflichtig zu machen.

Auch stellte sich niemand die wichtigste aller Fragen: Was war der Auslöser für dieses seltsame Vorgehen? Warum wollte die Pharmaindustrie Vitamine verschreibungspflichtig machen – gegen den Willen von zig Millionen Menschen, die Vitamine einnehmen. Dieses unethische Vorgehen der Pharmaunternehmen und der FDA sind keine aktive Handlung, sondern die Reaktion auf eine wissenschaftliche Erkenntnis, die einen Multimilliardendollarmarkt für rezeptpflichtige Arzneimittel gegen Herz-Kreislauf-Erkrankungen bedrohte. Der Hintergrund für dieses unethische Vorgehen wird in diesem Buch zum ersten Mal dargestellt.

Wussten Sie, dass es eine Kommission der Vereinten Nationen mit der Bezeichnung "Codex Alimentarius" (Nahrungs-Richtlinien) gibt, die seit 1996 versucht, Vitamintherapien weltweit mit Gesetzesgewalt zu ächten? Dieses Buch ist die Darstellung der historischen Schlacht tausender Patienten, denen Dr. Rath bereits geholfen hatte, und die im Juni 2000 nach Berlin kamen und diese unethischen Pläne stoppten.

Wie Ernähungsmedizin zu etablierter Medizin wird

Lesen Sie, wie die Pharmariesen innerhalb von 8 Wochen nach dieser historischen Niederlage gezwungen waren, auf dem Gebiet der Vitaminforschung tätig zu werden: Hoffmann-LaRoche erklärte, dass sie eine selbständige Tochtergesellschaft für Vitaminforschung gründen würden. BASF – eines der Unternehmen, die an der Spitze der unethischen "Codex-Pläne" standen – übernahm Takeda, den weltweit zweitgrößten Hersteller des Vitamin-C-Rohstoffs.

In dem Maße, in dem die globalen Unternehmen gezwungen sind, die gesundheitlichen Vorteile von Vitaminen in großem Umfang selbst zu propagieren, wird die Ernährungsmedizin innerhalb der nächsten fünf Jahre zu einer etablierten Medizin werden. Diese vorhersehbare ermutigende Entwicklung bringt neue Herausforderungen mit sich.

Gesunde Ernährung und Medizin dürfen nicht in die Hände eines Monopols fallen. Gesunde Ernährung muss für die gesamte Menschheit gelten. In dieser Situation haben die Reformhäuser, Vitaminverbraucher und Anhänger von Naturheilverfahren, einschließlich der 150 Millionen Amerikaner, die regelmäßig Vitamine einnehmen, eine besondere gemeinsame Verantwortung.

Weiterführung des Lebenswerks von Linus Pauling

Dieses Buch hat eine geschichtliche Dimension. Lesen Sie, wie Dr. Rath von seinem engen Verhältnis zu dem verstorbenen Nobelpreisträger Linus Pauling berichtet, der ihn als seinen Nachfolger ansah. Lernen Sie von ihren gemeinsamen Interessen in Wissenschaft und Vitaminforschung, der Begeisterung der beiden Wissenschaftler dafür, Gesundheit zu einem Menschenrecht zu machen und zu einer besseren Welt beizutragen.

Erfahren Sie von ihrer historischen Pressekonferenz 1992 im Mark Hopkins Hotel in San Francisco, als der Nobelpreisträger Linus Pauling die Entdeckungen von Dr. Rath in seinem letzten öffentlichen Appell unterstützte. Lesen Sie, wie die beiden mutigen Wissenschaftler ihren historischen Aufruf zu wissenschaftlichen Anstrengungen zum Sieg über den Herztod der Weltöffentlichkeit vorstellten.

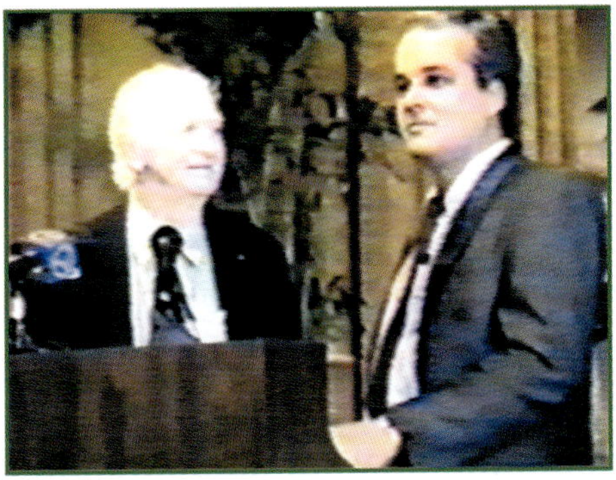

Dr. Linus Pauling mit Dr. Rath

Entwicklung der Zellular Medizin

Weniger als zehn Jahre, nachdem Dr. Rath die Grundlagen der Zellular Medizin gelegt hat, steht jetzt fest, dass viele Volkskrankheiten primär durch Vitaminmangel verursacht werden. Dazu gehören Bluthochdruck, Herzschwäche, diabetesbedingte Kreislaufprobleme und viele Formen von Krebs.

Die unnachgiebigen Bemühungen von Dr. Rath zur Ausmerzung von Volkskrankheiten haben große und kleine Vitaminunternehmen dazu gebracht, in großem Rahmen mit Forschung und klinischen Studien zu beginnen, um die umfangreichen gesundheitlichen Vorteile von Vitaminen ein für alle Mal zu untermauern.

Reformhäuser als Eckpfeiler eines neuen Gesundheitswesens

Jedes Reformhaus, jede Naturheilpraxis, jedes Wohnzimmer eines Patienten, dem mit Hilfe von Vitamintherapien geholfen wurde, kann jetzt zu einem Eckpfeiler eines neuen Gesundheitswesens werden. Schwerpunkt dieses neuen Gesundheitswesens ist die natürliche Vorbeugung und die Ausmerzung der heutigen Volkskrankheiten, einschließlich Herz-Kreislauf-Erkrankung und Krebs.

Nachdem er diesen Kampf mehr als zehn Jahre geführt hatte, entschloss sich Dr. Rath, die historischen Tatsachen publik zu machen. Die Authentizität dieses Buches lässt keinen Zweifel daran, wem der historische Durchbruch auf dem Weg zur Beseitigung von Volkskrankheiten zu verdanken ist.

"Die bloße Seele des Menschen sehen"

Als einzelner Wissenschaftler allein gegen eine der größten Industrien auf der Welt, die Pharmaindustrie, vorzugehen, war ein schwieriges Unterfangen. Es war ein Kampf, der demjenigen, der ihn geführt hat, bis auf die Knochen ging. Wie der Polarforscher Ernest Shackleton schrieb: „Die Herausforderungen waren so hart, dass wir unsere eigene Seele zu sehen bekamen."

Politische Schachzüge auf höchster Regierungsebene gegen Dr. Rath, Boykotte, Angriffe gegen seine wissenschaftlichen Leistungen und seine persönliche Integrität in Massenmedien, die von der Pharmaindustrie wirtschaftlich abhängen, sind nur einige von ihnen.

In einem der letzten Gespräche vor seinem Tod im Jahr 1994 sagte Linus Pauling zu Dr. Rath: "Vergiss nie, dass Du eine der wichtigsten Auseinandersetzungen für die Gesundheit der gesamten Menschheit führen wirst. Sie wird lang und schwierig." Das war eine Untertreibung. Die Chance, dass Davids (Dr. Raths) Wahrheit den Sieg über die wirtschaftliche und politische Macht des Goliath (der Pharmaindustrie) erringen würde, stand eins zu tausend.

Indem Dr. Rath den Menschen in Amerika und in anderen Ländern diese Informationen zukommen lässt, macht er ihnen ihre Stärke bewusst: Auch Sie können es tun. Nehmen Sie sich Ihrer eigenen Gesundheit von nun an selbst an. Helfen Sie, diese Informationen zu verbreiten und helfen Sie dabei, Gesundheit zu einem Menschenrecht zu machen, das jedem zur Verfügung steht.

Setzen Sie ein persönliches Beispiel

Das Leben von Dr. Rath ist ein Beispiel für einen konsequenten Weg. Als Sohn eines Gärtnerehepaars ist er in Süddeutschland geboren und aufgewachsen. Sein Vater hat den örtlichen CVJM mit aufgebaut und soziales Engagement wurde früh zur Triebfeder auch für Dr. Raths Geschichte. Er verließ die Gärtnerei und studierte Medizin. Nach Abschluss seines Studiums verfolgte Dr. Rath seine Interessen an der Herz-Kreislauf-Forschung. Nachdem seine erste Veröffentlichung im *Journal of the American Heart Association* erschien, nahm er die Einladung des zweifachen Nobelpreisträgers Linus Pauling an und wurde der erste Direktor für die Herz-Kreislauf-Forschung am Linus Pauling Institut in Kalifornien.

Die wissenschaftlichen Leistungen von Dr. Rath sind ein gutes Beispiel dafür, dass jungen Menschen einige der bedeutendsten Entdeckungen in der Wissenschaft zu verdanken sind. Sie haben den Vorteil, dass ihre Gedanken nicht von bestehenden wissenschaftlichen Dogmen blockiert sind.

Medizinische Durchbrüche

Schon mehrmals in der Geschichte des Menschen halfen die Entdeckungen eines Wissenschaftlers letztendlich, Millionen Leben zu retten. Als Dr. James Lind entdeckte, dass die Seefahrerkrankheit Skorbut auf einem Mangel an Zitrusfrüchten beruht, mussten noch 40 Jahre vergehen, bis diese Erkenntnis umgesetzt wurde. Um diesem Buch den richtigen Rahmen zu geben, hat Dr. Rath die Geschichte von James Lind und anderen Pionieren der Medizin an den Anfang dieses Buches gestellt.

Dr. Rath vergleicht sich natürlich nicht mit diesen historischen Personen. Der von ihm geleitete medizinische Durchbruch hat jedoch ähnliche weitreichende Auswirkungen. Die Erkenntnis, dass die meisten Volkskrankheiten unserer Zeit in erster Linie durch Vitaminmangel verursacht werden und zum größten Teil vermieden werden können, hat bereits Zehntausenden das Leben gerettet.

Es spricht für seine Zielstrebigkeit, dass es weniger als zehn Jahre gedauert hat, bis diese Erkenntnisse sich jetzt im Weltmaßstab durchsetzen und nicht wie ein Jahrhundert zuvor durch die Übermacht eines milliardenschweren Pharmainteresses unterdrückt werden konnte.

Wie das Herz zu schlagen begann

Bis zum 17. Jahrhundert gab es im Körper des Menschen keinen Blutkreislauf. Von den griechischen und römischen Ärzten bis zu den Medizinstudenten an den europäischen Universitäten im Mittelalter wurde die Ärzteschaft gelehrt, dass alles, was sich im menschlichen Körper bewegt, einschließlich des Lebens selbst, von drei Geistern angetrieben wurde: die Venen beförderten den "natürlichen Geist", die Arterien den "Lebensgeist" und die Nerven den "tierischen Geist" vom Gehirn aus.

So lange diese alten Vorstellungen fortbestanden, war ein Verständnis des Lebens vom wissenschaftlichen oder medizinischen Standpunkt aus nicht möglich, sondern nur aus einer spirituellen Perspektive. Entsprechend wurden mehr als tausend Jahre lang nur geringe Fortschritte beim Verständnis der Grundfunktion des menschlichen Körpers erzielt und Millionen Menschen starben infolge dieser medizinischen Unkenntnis.

Bis ein Mann alles änderte. 1628 veröffentlichte William Harvey (1578 – 1657) "Die Bewegung von Herz und Blut bei Tieren". In diesem Buch veröffentlicht er zum ersten Mal, dass das Herz der Motor des Kreislaufsystems ist und dass der Blutkreislauf – und nicht "Lebensgeister" – die Ursache von Leben sind.

William Harvey (1578 - 1657)
Begründer der modernen Medizin

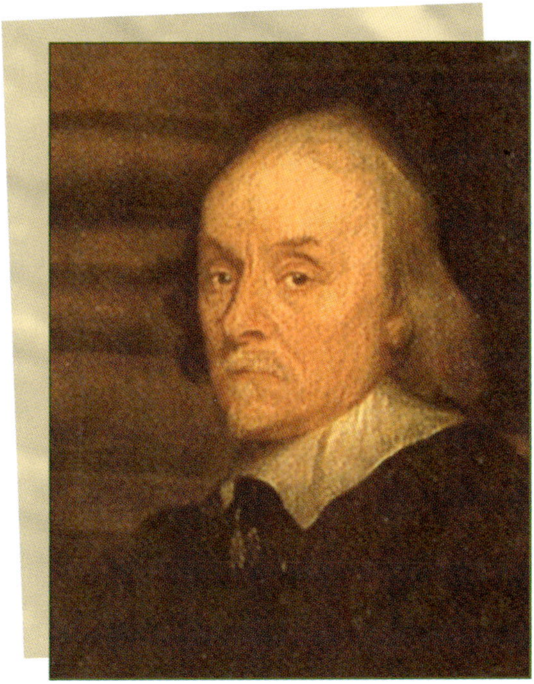

Vor allem aber war es die Bereitschaft von William Harvey, die Lehren der tausend Jahre alten medizinischen Dogmen in Frage zu stellen und auf alles zu verzichten, das der Wahrheit nicht standhielt.

Das Lebenswerk dieses Mannes beendete das Mittelalter der Medizin. Er studierte die Herzbewegung bei Tieren; er führte bemerkenswert einfache und schlüssige Experimente durch, um den Blutkreislauf nachzuweisen, zum Beispiel indem er eine Binde so lange eng um den Arm schlang, bis kein Puls mehr zu fühlen war.

Als die Ozeane sich nicht mehr rot färbten

Eine der größten Bedrohungen der Seefahrer in den ersten Jahrhunderten waren eine zunehmende Schwäche ihrer Blutgefäße, innere und äußere Blutungen und schließlich der Tod durch massiven Blutverlust. Von den ersten Versuchen, unter Magellan den Globus zu umsegeln, kehrte nur eine Hand voll Seefahrer zurück. Niemand kannte die Ursache dieser fürchterlichen Krankheit, die vom sechzehnten bis achtzehnten Jahrhundert zehntausenden Seefahrern das Leben kostete.

Bis der schottische Physiker James Lind (1716 – 1794) erschien. Mit einem einfachen Experiment bewies Lind, dass Blutungen und Verbluten verhindert werden können, wenn die Seefahrer mit Limonen- und Zitronensaft in ausreichender Menge versorgt werden. Durch seine erfolgreiche Suche nach der natürlichen Art, der Seefahrerkrankheit Skorbut vorzubeugen und zu heilen, rettete er tausende Leben.

Heute wissen wir natürlich, dass das in diesem frischen Obst vorhandene Vitamin C für die optimale Produktion von Kollagen, Bindegewebe und optimale Stabilität der Blutgefäßwände verantwortlich ist. Als Lind seine Entdeckungen machte, ging es niemanden um den genauen Mechanismus. Die Hauptsache war, dass es funktionierte.

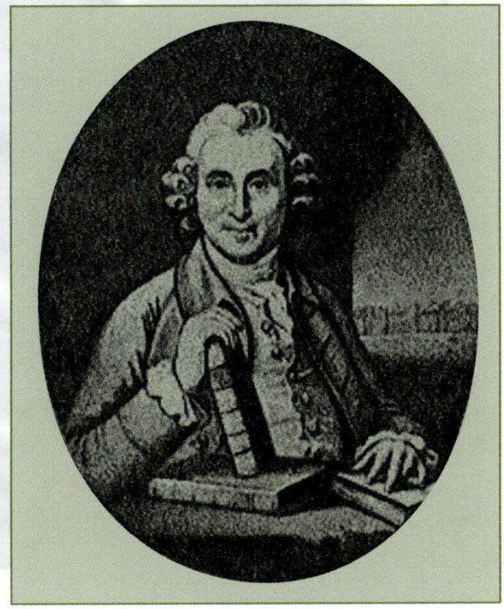

James Lind (1716 - 1794)
Zehntausende Seefahrer verdanken ihm ihr Leben

Überraschender noch ist, dass die britische Admiralität mehr als 40 Jahre brauchte, um die Entdeckungen von James Lind in die Praxis umzusetzen und den britischen Seefahrern Limonen zu geben. Offensichtlich wehrten sich die alten Dogmen über die Geheimnisse von Skorbut noch vier Jahrzehnte lang bis sie endlich abgeschafft wurden. Während dieser 40 Jahre erlitten tausende britische Seefahrer einen unnötigen Tod, weil sich die Admiralität an antiquierte Dogmen hielt.

Warum Epidemien keine Plage Gottes mehr sind

Bis zur Mitte des 19. Jahrhunderts galten Epidemien wie die Pest, Cholera und Pocken als Plage Gottes. Der plötzliche Ausbruch dieser Krankheiten und die Tatsache, dass nicht auf Mikroskope zurückgegriffen werden konnte, um ihre wirklichen Ursachen zu untersuchen, hatte bewirkt, dass dieser mittelalterliche Glaube seit Beginn der Menschheit für wahr gehalten wurde.

Im Laufe der Jahrhunderte sind Hunderte Millionen Menschen Opfer von Epidemien geworden und die gigantische Industrie der Wunderheiler, Quacksalber, Hexenjäger und andere wirtschaftliche und geistliche Interessengruppen blühte aufgrund des "Geschäfts mit den Epidemien". Dieses Geschäft mit den Krankheiten funktioniert selbstverständlich nur so lange, wie die wahre Natur der Epidemien unbekannt blieb.

Dies alles änderte sich dank des französischen Chemikers Louis Pasteur (1822 - 1895). Mit Hilfe des Mikroskops konnte er die Mikroorganismen als die Ursache von Epidemien entdecken. Pasteur entdeckte nicht nur die Erreger, die eine der verheerendsten Krankheiten seiner Zeit, die Tollwut, verur-

Louis Pasteur (1822 - 1895)
Millionen Menschen verdanken ihm ihr Leben

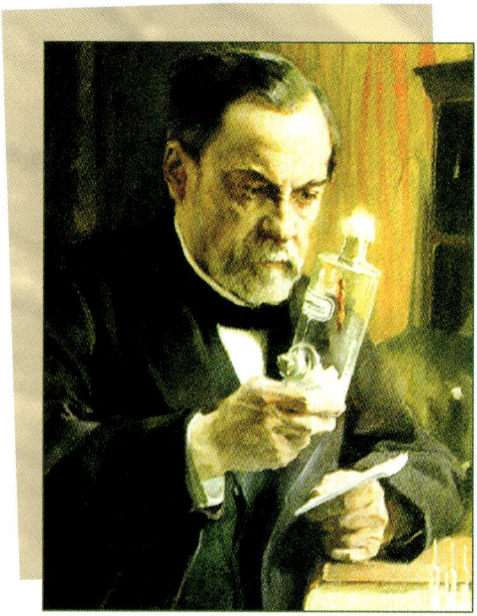

sachten, sondern er entwickelte auch die erste Impftherapie zu ihrer Bekämpfung.

Wieder war es ein einzelner Mensch, der den Weg zur Entdeckung anderer infektiöser Erreger wie Tuberkulose, Cholera, Diphtherie und Tetanus bereitete. Wichtiger noch, er ermöglichte die Entwicklung von Impfstoffen und später Antibiotika. Noch heute verdanken Hunderte Millionen Menschen Pasteur ihr Leben – die meisten, ohne es zu wissen.

Wurden die Entdeckungen von der Wissenschaft sofort begrüßt? Natürlich nicht. Die französische medizinische Akademie in Paris lehnte Pasteur ab und diskreditierte ihn, weil er kein Arzt, sondern "nur Chemiker" war.
Aber die Menschen der Welt scherten sich nicht um alte Dogmen. Sie wollten das neue Wissen nutzen, um ihr eigenes Leben und das Leben ihrer Kinder zu retten. Allem anfänglichen Widerstand zum Trotz haben Impftherapie und Antibiotika zur wirksamen Eindämmung von Infektionskrankheiten als Hauptursache für den Tod im Laufe der Jahrtausende gesorgt.

Als Pasteur 1895 starb, wurde er wegen seiner dauerhaften Leistung für die Menschheit in der ganzen Welt als Held geehrt.

Wie wir erfuhren, woher Krankheiten kommen

Das Aufkommen des Mikroskops ermöglichte auch auf anderen Gebieten der Medizin einen Durchbruch. Bis zur Mitte des 19. Jahrhunderts war die Ursache von Krankheiten (nicht nur Infektionskrankheiten) unbekannt. Man nahm an, dass sie durch böse Geister oder schlechtes Blut verursacht wurden. Gleichzeitig mit der Entdeckung der Mikroorganismen als Verursacher von Infektionskrankheiten und Epidemien zeigte ein anderer medizinischer Durchbruch, wie sich viele andere Krankheiten im Körper des Menschen entwickeln.

Mit Hilfe eines Mikroskops entdeckte der deutsche Physiker Rudolf Virchow (1821 – 1902), dass der menschliche Körper aus Milliarden Zellen besteht. Darüber hinaus stellte er fest, dass Krankheiten nicht nur "vorkommen" oder den Körper oder eines seiner Organe "in Besitz nehmen", sondern, dass falsch funktionierende Zellen die Ursache der Krankheiten sind.

Diese Millionen falsch funktionierender Zellen führen schließlich zur Entwicklung eines ernsthaften gesundheitlichen Problems oder einer Krankheit. 1858 veröffentlichte Virchow seine "Zellularpathologie", in der zum ersten Mal erklärt wurde, dass Krankheiten ihre Ursache auf Ebene der Zellen haben. Bis heute ist Virchows Zellularpathologie die Grundlage der Krankheitslehre an allen medizinischen Fakultäten der Welt.

Richtigerweise identifizierte Virchow die Zellen als Ausgangspunkt einer Krankheit, aber nicht den häufigsten Grund ihrer

Rudolf Virchow (1821 - 1902)
Begründer der "Zellularpathologie"

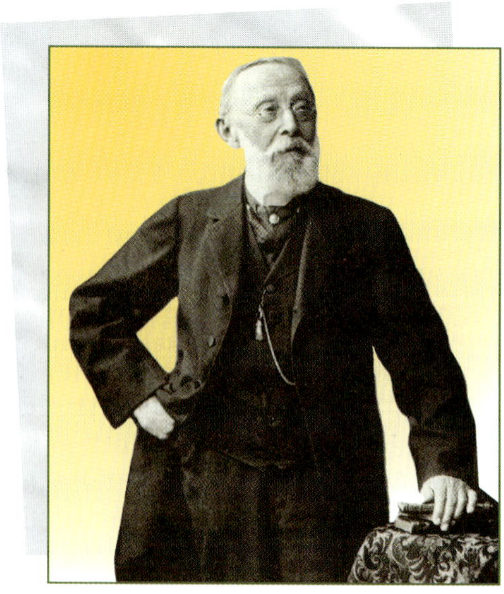

falschen Funktion, den Mangel an Bioenergiemolekülen, die für die optimale Versorgung jeder Zelle von wesentlicher Bedeutung sind. Die Erklärung ist einfach: Vitamine und andere wesentliche Träger von Zellbioenergie wurden in den ersten Jahrzehnten des 20. Jahrhunderts entdeckt – lange nach Virchows Tod.

Ich habe diese Beispiele nicht ohne Grund angeführt: Sie erzählen eine dramatische Geschichte, wie Millionen Menschen sterben mussten, weil gegen besseres Wissen an antiquierten und falschen medizinischen und wissenschaftlichen Dogmen festgehalten wurde. Wie sich die Suche einzelner Forscher nach der Wahrheit letztlich auszahlte, wie diese Pioniere der Wissenschaft und Medizin wissenschaftliche und persönliche Angriffe durch Anhänger des alten Systems und andere Hürden überwinden mussten.

Diese Beispiele erzählen auch die ermutigende Geschichte, dass nichts, aber auch nichts die Wahrheit aufhalten kann, wenn ihre Zeit gekommen ist. Diese Erkenntnis wird meine Leser hoffentlich weit über dieses Buch hinaus begleiten. Meine wissenschaftlichen Leistungen auf dem Gebiet von Herz-Kreislauf-Erkrankungen und Krebs werden dazu führen, dass wir die Volkskrankheiten unserer Zeit unter Kontrolle bringen.

Herzinfarkte sind heute die Todesursachen Nummer eins in den Industrieländern. Dann folgen Krebs und Schlaganfall. Die natürliche Kontrolle dieser Krankheiten während der nächsten zwei Jahrzehnte und ihre Reduzierung auf einen Bruchteil des heutigen Standes wird unvermeidlich zu einem Anstieg der Lebenserwartung führen. Diese Entdeckungen stellen somit die wissenschaftliche Grundlage für einen alten Traum der Menschheitsgeschichte dar: Eine Erhöhung der durchschnittlichen Lebenserwartung von 75 auf über 100 Jahre.

Betrachten wir das Ausmaß dieser Entdeckungen nun aus einem anderen Blickwinkel.

Erfüllung von Menschheitsträumen durch wissenschaftlich-technische Erweiterung von Körperfunktionen

Einige der jüngsten Entdeckungen unserer Zeit, die das Leben der Menschen verändert haben – und auch als wirtschaftliche Erfolge gelten – hatten eines gemeinsam: Es waren Erfindungen, die bestimmte Teile des menschlichen Körpers ergänzen.

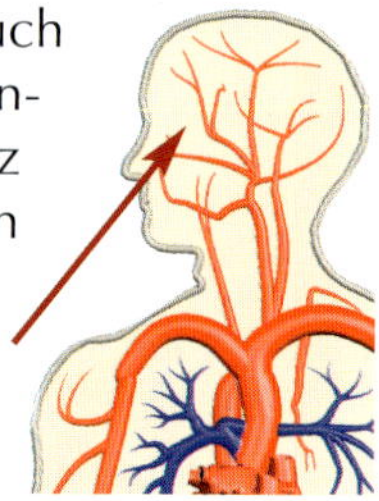

Thomas Edison (1847 – 1931). Vom Anbruch unserer Zeit an waren die Aktivitäten des Menschen auf das Tageslicht beschränkt. Trotz Fackeln, Kerzen und anderen primitiven Leuchtquellen war die Produktivität des Menschen und sein soziales Leben jahrtausendelang durch die Tatsache halbiert, dass Menschen im Dunkeln nicht sehen können. Die Entdeckung der Elektrizität, die Erfindung der Glühbirne und ihre Massenherstellung änderte dies für alle Zeiten. Plötzlich wurde unser Sehen – und damit das Leben des Menschen – auf 24 Stunden erweitert.

Alexander Graham Bell (1847 – 1922). Seit Beginn der Menschheit war die Kommunikation der Menschen auf Rufentfernung beschränkt. Der Telegraph und seine Vorläufer waren erste Schritte, um dies zu ändern. Doch es waren die Erfindungen des Telefons und des Telefonnetzes, die Mund und Ohren der Menschen erweiterten. Plötzlich wurde die sofortige Kommunikation von einem Ort mit einem anderen Ort rund um den Erdball möglich. Mit dieser Erfindung ging ein alter Traum der Menschheit in Erfüllung und der wirtschaftliche Erfolg dieser Erfindung wurde begründet.

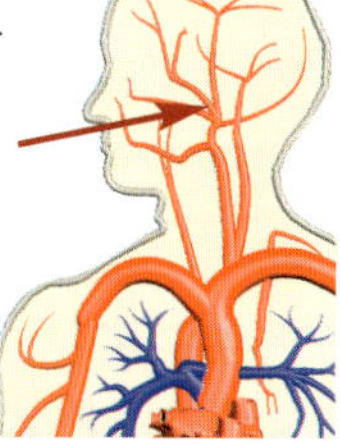

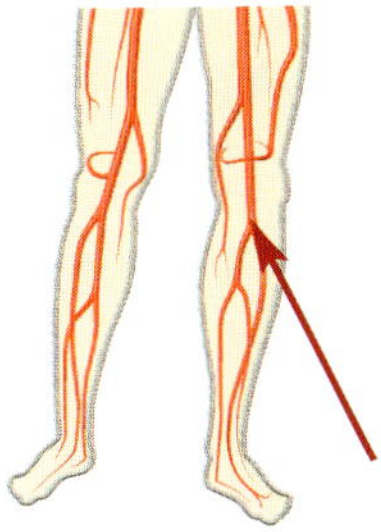

Henry Ford (1863 – 1947). Ein weiterer alter Traum der Menschheit war es, jederzeit an jeden Ort reisen zu können. Obwohl das Automobil nicht von ihm erfunden wurde, machte Henry Ford diesen Traum für den größten Teil der Bevölkerung möglich. Er „verlängerte die Beine" und somit den Bewegungsradius von Millionen und erfüllte somit den alten Traum der Menschheit.

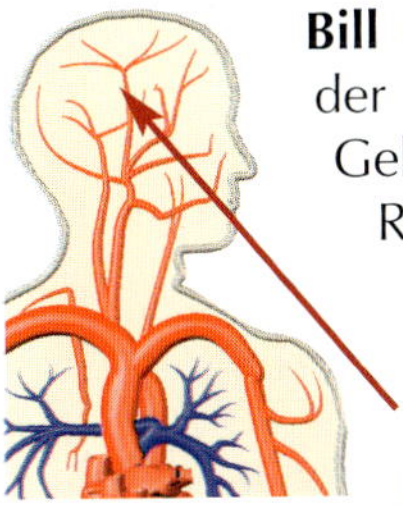

Bill Gates. Seit Beginn der Menschheit wurde der Fortschritt durch die Grenzen des eigenen Gehirns zum Speichern von Informationen, Rechnen, Schreiben, Austausch von Informationen und andere Gehirnfunktionen beschränkt. Obwohl Computer schon früher entwickelt wurden, gilt Bill Gates als derjenige, der die Erfordernis von PCs für die einzelnen Menschen verstand. Er ermöglichte Millionen Menschen die Erweiterung ihrer Gehirnfunktionen.

Eine der größten Entdeckungen jedoch sollte noch gemacht werden: Die Erweiterung nicht nur eines einzelnen Organs oder einer Körperfunktion, sondern die Verlängerung des Lebens selbst. Dieses Buch beschreibt erstmals diese Entdeckung.

Der wissenschaftliche Schlüssel für ein langes Leben

Das größte aller menschlicher Organe ist das Blutgefäßsystem. Arterien, Venen und Millionen Kapillargefäße in einem Körper erreichen zusammen eine Länge von 96.000 Kilometern und haben die Oberfläche eines Fußballplatzes. Das Blutgefäßsystem hat die enorme Aufgabe, im wahrsten Sinne des Wortes jede einzelne Zelle des menschlichen Körpers mit Sauerstoff und Nährstoffen zu versorgen. Wenn der Blutfluss gehindert wird, ersticken Millionen Zellen oder stellen wegen mangelnder Ernährung ihre Funktion ein.

Unser Körper ist so alt wie unser Blutgefäßsystem. Das ist ein medizinisches Gesetz. Je eher somit die Blutgefäße verhärten, um so kürzer ist unser Leben. Umgekehrt verlängert die optimale Gesundheit unseres Kreislaufsystems die Lebensdauer. Wichtigstes Ziel zur Erhöhung der Lebenserwartung ist die Stabilität und optimale Funktion der Blutgefäße aufrecht zu erhalten und ihr Verhärten zu verhindern.

Die wissenschaftliche Erkenntnis, dass Vitaminmangel ähnlich wie bei Skorbut die Wände der Blutgefäße schwächt und die Entwicklung von Herz-Kreislauf-Erkrankungen begünstigt, ist für jeden Menschen somit von größter Bedeutung. Die erste patentierte Therapie für die natürliche Vorbeugung und Umkehr von Herz-Kreislauf-Erkrankungen ist der wissenschaftliche Schlüssel für ein langes Leben.

Diese und andere Fortschritte auf anderen Gebieten der Vitaminforschung wird die durchschnittliche Lebenserwartung in der ersten Hälfte des 21. Jahrhunderts auf über 100 Jahre erweitern.

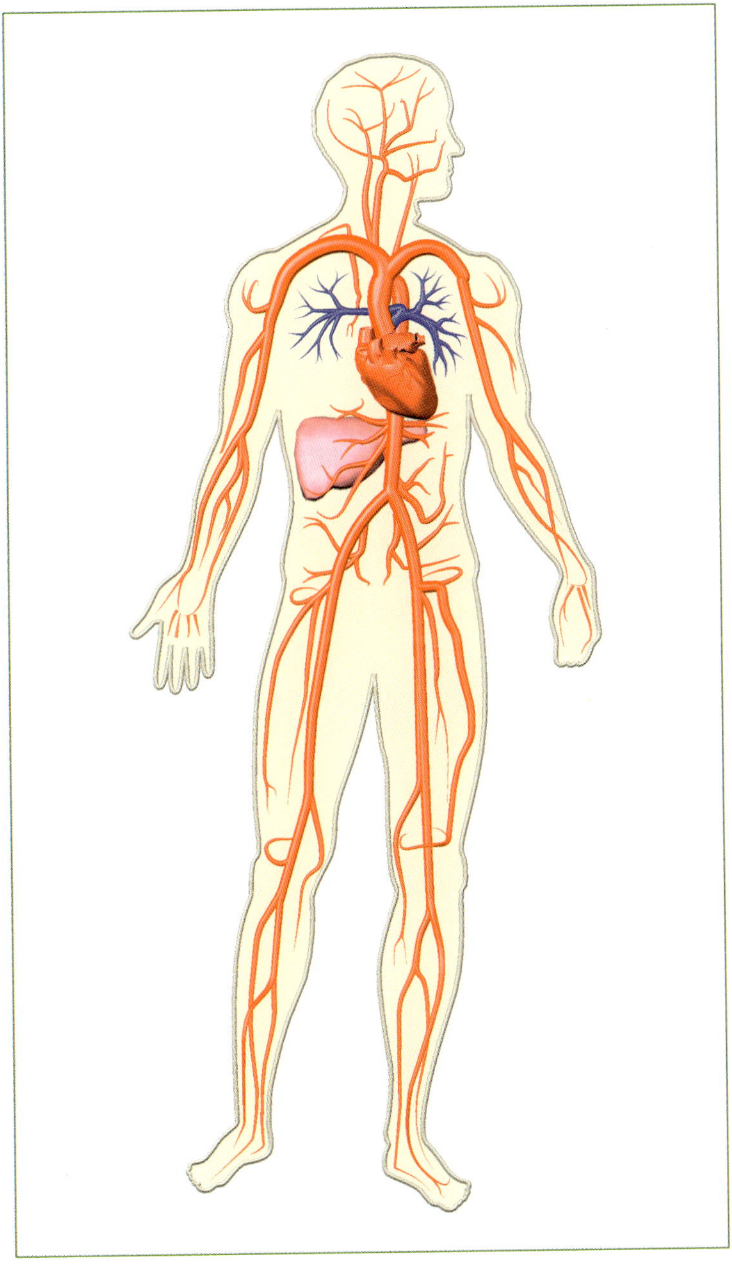

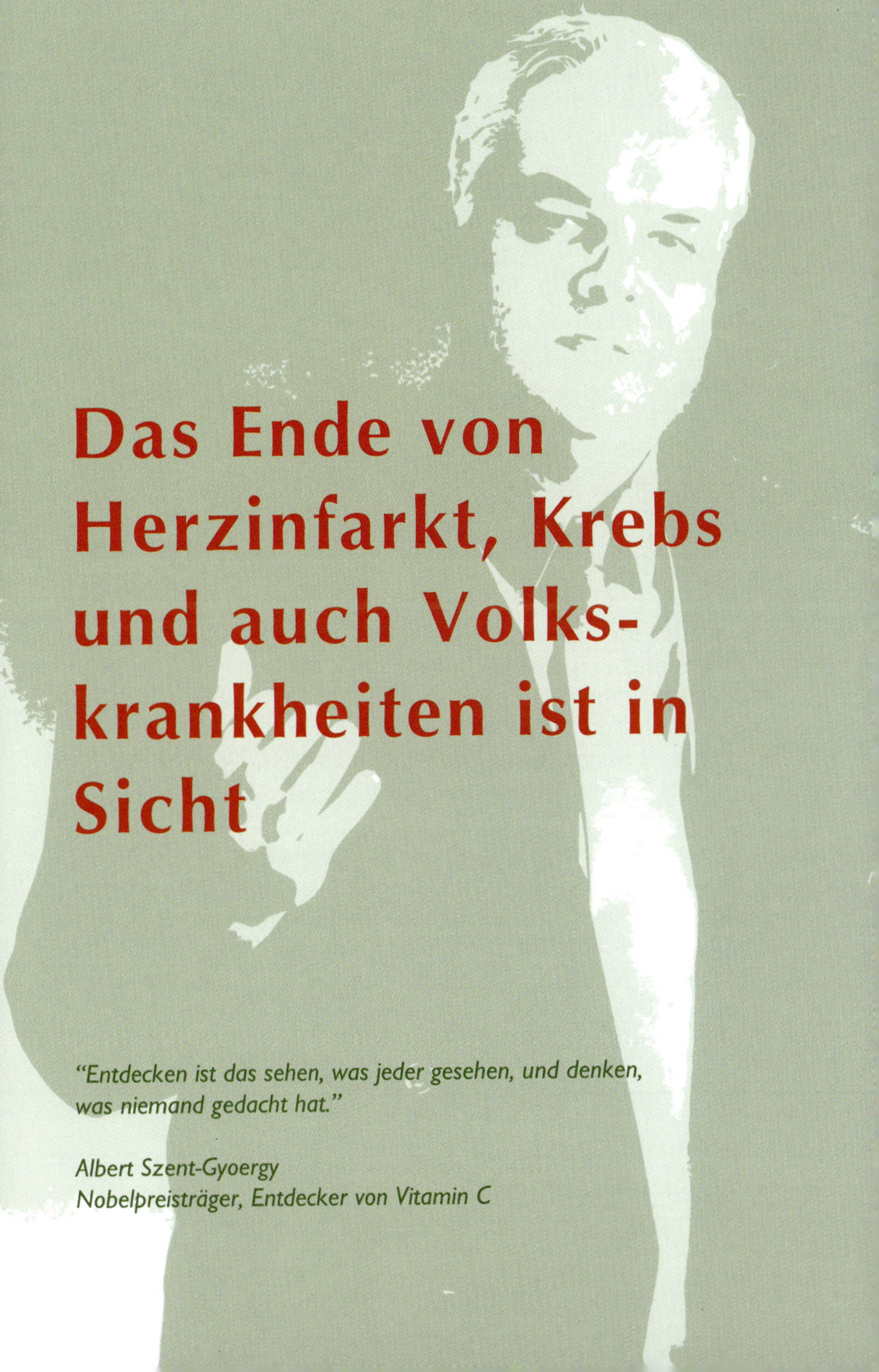

Das Ende von Herzinfarkt, Krebs und auch Volks-krankheiten ist in Sicht

"Entdecken ist das sehen, was jeder gesehen, und denken, was niemand gedacht hat."

Albert Szent-Gyoergy
Nobelpreisträger, Entdecker von Vitamin C

Wissenschaftliche Rätsel lösen

Ein wissenschaftlicher Durchbruch besteht selten aus einer einzigen Beobachtung. Er beruht darauf, Antworten auf eine Reihe von Fragen zu finden, die in der Vergangenheit unbeantwortet geblieben sind. Von besonderer Bedeutung sind wissenschaftliche Durchbrüche in der Medizin – je eher sie erfolgen, umso weniger Menschen müssen an Krankheiten sterben, für die noch keine vorbeugende oder therapeutische Lösung gefunden wurde. Medizinische Durchbrüche können somit heute und in kommenden Generationen Millionen Leben retten. Die Lösung für Herz-Kreislauf-Erkrankungen ist keine Ausnahme.

Das Lösen von wissenschaftlichen Rätseln ist wie eine Partie Schach. Das Schachbrett stellt das gesamte Problem dar – in diesem Fall die Herz-Kreislauf-Erkrankung und die Frage: "Warum sterben Millionen Menschen an Herzinfarkten und Schlaganfällen?"

Die schwarzen Figuren stehen für alle grundlegenden unbeantworteten Fragen, wie zum Beispiel:

- Warum kennen Tiere keinen Herzinfarkt, der bei den Menschen als Todesursache Nummer eins gilt?
- Warum bekommen wir Menschen Herzinfarkte, aber keine Nasen-, Ohreninfarkte oder Infarkte in den anderen Körperteilen?
- Warum bekommen Tiere, die im allgemeinen hohe Cholesterinwerte im Blut haben, keinen Herzinfarkt? Bären und andere Winterschläfer haben Cholesterinwerte von 600 mg/dl und mehr. Wenn Cholesterin so gefährlich ist, warum sind Winterschläfer nicht längst durch ein Massensterben an Herzinfarkten ausgestorben?

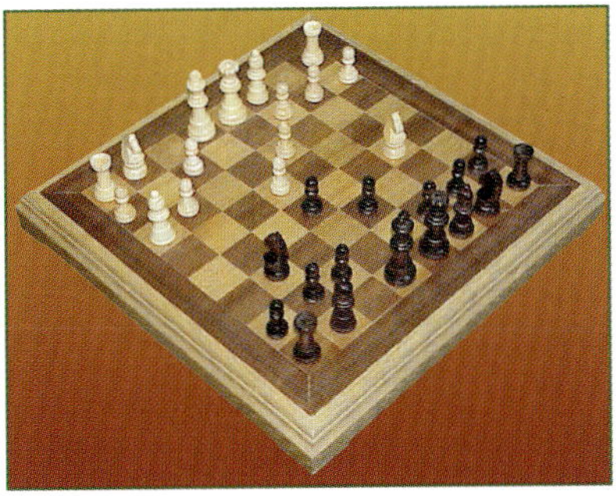

Die Spekulation, dass Cholesterin Herzinfarkte verursacht, *kann die grundlegenden Fragen zu Herz-Kreislauf-Erkrankungen nicht beantworten. In unserem Bild bedeutet dies: Die schwarzen Figuren stehen noch als unbeantwortete Fragen.*

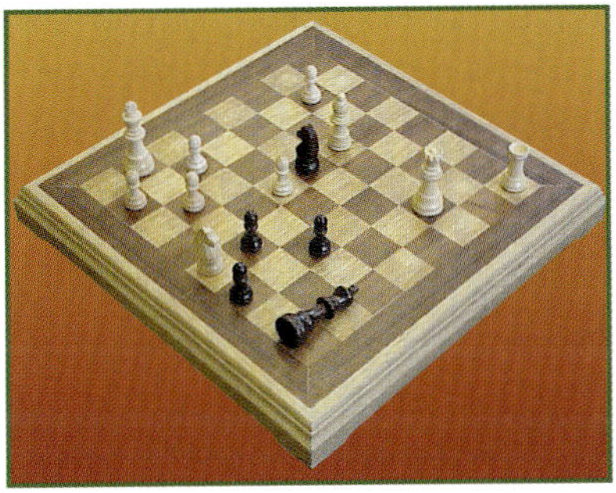

Die Entdeckung im Hinblick auf Skorbut-/Herzkrankheit bietet Antworten auf im wahrsten Sinne des Wortes alle grundlegenden Fragen zu Herz-Kreislauf-Erkrankungen: Die weißen Figuren (Antworten) haben die schwarzen Figuren (Fragen) ausgeschaltet. Das bedeutet: ***"Schachmatt der Herzkrankheit!"***

Die weißen Figuren stehen für die Antworten, die der Wissenschaftler auf die grundlegenden Fragen findet. Ein wissenschaftlicher Durchbruch beantwortet nach und nach alle Fragen, die ein Geheimnis geblieben sind. Alternative Erklärungen werden verworfen und das Problem wird eingekreist. Ein Durchbruch ist ein "Schachmatt" für ein wissenschaftliches oder medizinisches Problem.

Die Entdeckung des Zusammenhangs von Skorbut und Herzkrankheiten kann alle Fragen zu Herz-Kreislauf-Erkrankungen beantworten, auf die frühere Theorien keine Antwort wussten. Diese Erfindung bedeutet "Schachmatt" für Herzinfarkte, Schlaganfälle, Bluthochdruck und andere Volkskrankheiten.

E = mc² der Medizin

Das Rätsel der Herz-Kreislauf-Erkrankungen war kein Zufall. Nachdem die erste Erkenntnis des Zusammenhangs von Lipoprotein(a)/Vitamin C gewonnen war, wurde das gesamte Rätsel mit mathematischer Präzision gelöst. Auf den folgenden Seiten werde ich Sie auf dem Weg dieses Entdeckungsprozesses teilhaben lassen.

Das Blutgefäßsystem in Ihrem Körper – die Arterien, Venen und Kapillargefäße – haben zusammen eine Länge von 96.000 Kilometern! Wenn hohe Cholesterinwerte die Schuldigen wären, welche die Wände der Blutgefäße schädigen und damit Herz-Kreislauf-Erkrankungen auslösen, käme es im gesamten Blutgefäßsystem zu Verschlüssen und wir bekämen mit etwa der gleichen Häufigkeit Infarkte der Nase, Ohren, Zehen, Ellenbogen. Mehr als 95 % aller Infarkte treten jedoch in den Koronararterien auf – die eine Gesamtlänge von 25 Zentimetern haben!

Das nebenstehende Bild illustriert dieses Phänomen. Die Gesamtfläche aller Blutgefäße in Ihrem Körper hat etwa die Größe eines Fußballplatzes. Jedes Quadrat der Abbildung steht für einen Bereich von rund 90 Quadratzentimetern. Und dennoch versagt das System immer wieder an der gleichen Stelle mit einer Größe des Querschnitts eines Fußballs. Die Wahrscheinlichkeit, dass dies Zufall ist, beträgt 1 zu 100 Trillionen, mit anderen Worten: Die Wahrscheinlichkeit besteht nicht. Der zweite wissenschaftliche Schritt bei der Lösung des Rätsels der Herz-Kreislauf-Erkrankungen bestand darin, die Antwort auf dieses Phänomen zu finden.

Da 95 % aller Verschlüsse in einem Organ, dem Herz, vorkommen, muss die Antwort auf diese Frage in diesem Organ selbst – dem Herzen – liegen. Wodurch unterscheidet sich das Herz von anderen Organen unseres Körpers?

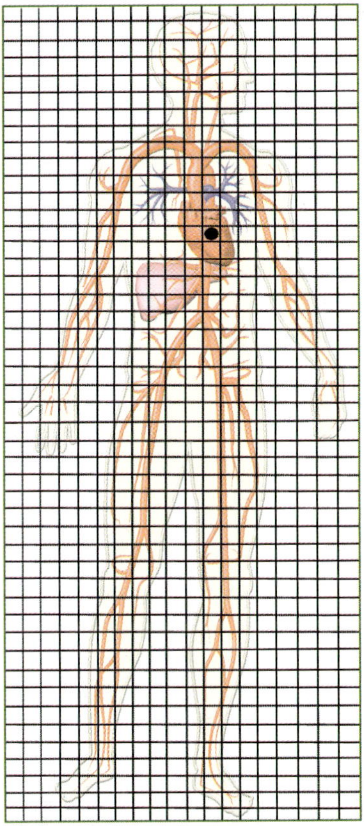

Mit einer Fläche von mehr als einem halben Hektar ist das Blutgefäßsystem das größte Organ unseres Körpers. Und dennoch kommt es zu 95 % der Verschlüsse genau an der gleichen Stelle – in einem Bereich, der weniger als 1 m^2 groß ist. (Jedes Quadrat steht für ca. 1 m^2).

Das Herz ist das einzige Organ, das ständig in Bewegung ist. Mit 100.000 Herzschlägen pro Tag unterliegt es der höchsten mechanischen Belastung aller Organe. Besonderer Belastung ausgesetzt sind die Herzkranzarterien auf der Herzoberfläche. Bei jedem Herzschlag werden diese Arterien durch die Muskelspannung und großen Kräfte des pumpenden Herzens flachgedrückt.

Nachdem ich die Antwort auf dieses Rätsel gefunden hatte, ging ich zur nächsten Frage über: Warum bekommen nicht alle Menschen Herzinfarkte? Wenn die vom pumpenden Herzen ausgehende mechanische Belastung ein solch wichtiger Faktor ist, müsste aufgrund der zunehmenden Verschlechterung der Herzkranzarterien, die in einem Leben von 60 Jahren mehr als 2 Milliarden Mal zusammengedrückt werden, jeder einen Herzinfarkt bekommen.

Die Antwort: Es muss ein zweiter Faktor beteiligt sein, der bestimmt, ob jemand einen Herzinfarkt bekommt oder nicht. Dieser Faktor ist die Stabilität der Arterienwand selbst. Wodurch wird diese Stabilität bestimmt? Die Wände der Herzkranzarterien bestehen wie die anderen Blutgefäße aus Bindegewebe. Der Hauptbaustein des Bindegewebes ist Kollagen. Kollagen hat eine Funktion in den Wänden der Blutgefäße, die der Aufgabe der Eisenverstärkungen eines Wolkenkratzers ähnlich ist - die Stabilität zu gewährleisten.

Haben alle Menschen die gleiche Menge funktionaler Kollagenmoleküle in ihren Arterien? Natürlich nicht. Die Produktion von Kollagenmolekülen im Körper ist in erster Linie von der Zufuhr von verfügbaren Vitaminen und anderen wesentlichen Nährstoffen wie den Aminosäuren Lysin und Prolin abhängig. Da wir Menschen Vitamin C oder Lysin in unserem Körper nicht selbst erzeugen können, stammen die wesentlichen Nährstoffe in unserem Körper aus unserer Ernährung oder aus Nahrungsergänzungsstoffen.

Warum wir Herzinfarkte und keine Naseninfarkte bekommen

A

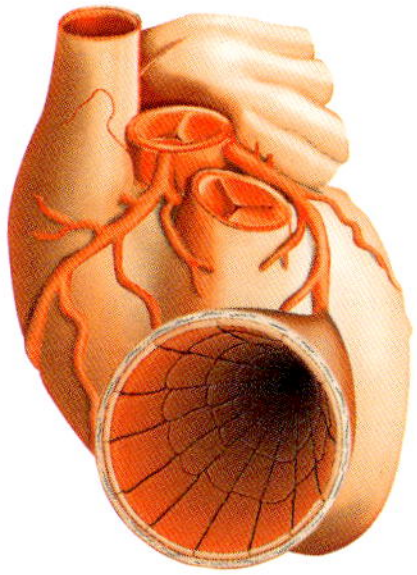

B

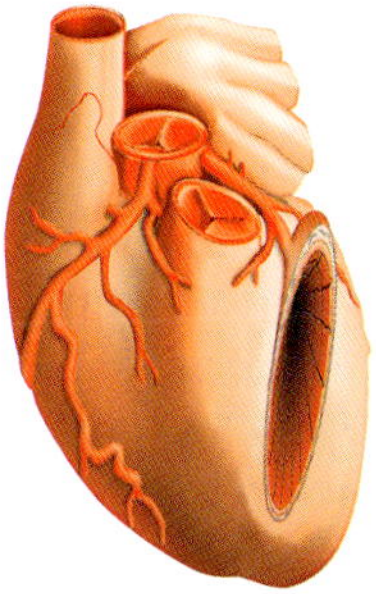

Das Herz schlägt 100.000 Mal pro Tag. Das hat eine unmittelbare Wirkung auf die Herzkranzarterien, die den Herzmuskel mit Blut versorgen. Sie liegen auf der Herzoberfläche und werden bei jedem Pumpvorgang dieses großen Muskels flachgedrückt.

Die obige Abbildung zeigt die rhythmische Veränderung des Durchmessers der Herzkranzarterien während des Pumpzyklus des Herzens. Bei der Füllphase des Herzens (A) ist der Herzmuskel entspannt und die Herzkranzarterie ist weit gestellt. In der Pumpphase (B) hingegen ist der Herzmuskel gespannt und die Herzkranzarterie wird flachgedrückt.

Zu diesem ständigen Wechsel kommt es bei jedem Herzschlag, rund 4.000 Mal pro Stunde. Stellen Sie sich vor, Sie treten 4.000 Mal auf einen Gartenschlauch. Wenn der Schlauch neu ist, wird nichts passieren. Wenn der Schlauch jedoch schwach ist, wird er brüchig und bricht genau an der Stelle, an der er ständig zusammengedrückt wird.

Deshalb bekommen wir Herzinfarkte und keine Infarkte der Nase, Ohren oder Zehen.

Wir haben somit den zweiten Faktor unserer Herzinfarktgleichung identifiziert:

Herzinfarkt =

1. Belastung der Herzkranzarterien
X
2. Vitaminmangel

Der erste Faktor kann nicht geändert werden, er ist eine Konstante. Das Herz schlägt, wenn nicht, wären wir tot. Wir können nur den zweiten Faktor verändern, die Vitaminmenge, die wir zu uns nehmen (Variable). Aufgrund der mathematischen Gesetze kann man eine Konstante streichen. Es bleibt somit die Gleichung:

Herzinfarkte = Vitaminmangel

Das grundlegende Rätsel der Herz-Kreislauf-Erkrankungen wurde mit mathematischer Genauigkeit gelöst. Kein Wissenschaftler, kein Mathematiker, kein im Gesundheitswesen Tätiger, keine Regulierungsbehörde und vor allem keine logisch denkende Person kann diese Tatsache noch länger bestreiten. Aufgrund ihrer auffallenden Ähnlichkeit mit Einsteins Formel $e=mc^2$ habe ich diese Formel als "Emc^2 der Medizin" bezeichnet.

Diese wissenschaftliche Formel ist die Grundlage für die Auslöschung von Herzkrankheiten als Ursache für Tod und Behinderung des Menschen. Sie wird in den kommenden Generationen Millionen Leben retten.

Der häufigste Einspruch, den ich von Medizinern gehört habe, ist, dass die Lösung für unser Gesundheitsproblem Nummer eins nicht so einfach sein kann. Albert Einstein hat jedoch gesagt, die größten wissenschaftlichen Entdeckungen seien so einfach, dass sie sich auf eine Weise ausdrücken lassen, damit sie jeder verstehen kann. Die "Emc^2-Formel der Medizin" macht hier keine Ausnahme.

Selbstverständlich gibt es genetische und metabolische Risikofaktoren und andere Mechanismen, die beim Aufbau von atherosklerotischen Ablagerungen und Herzinfarkten eine Rolle spielen. Wie wir aus den weiteren Entdeckungen jedoch ersehen werden, stehen sie alle mit Vitaminmangel in Verbindung.

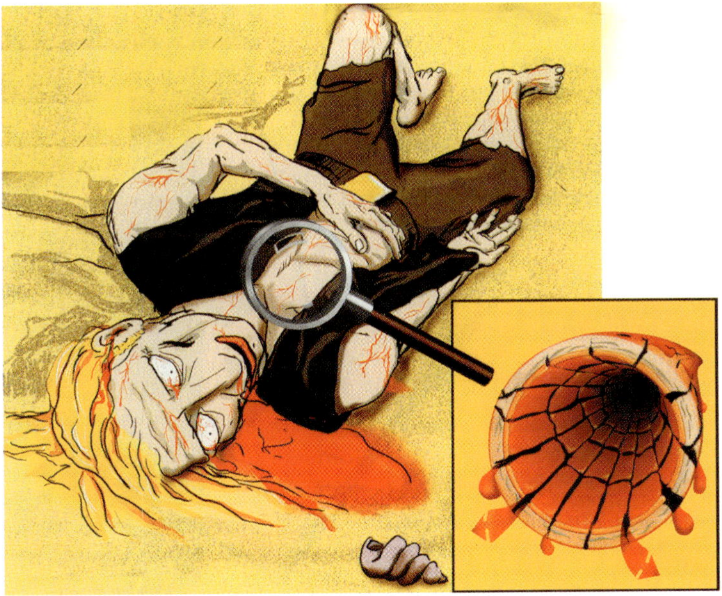

Die Herz-Kreislauf-Erkrankung ist eine Frühform von Skorbut.

Vitamin-C-Mangel führt zu einer Schwächung der Arterien. Vor Jahrhunderten starben tausende Seefahrer an Vitaminmangel, zu einer Zeit, als Vitamine noch unbekannt waren.

Heute sind Vitamine bekannt und für jeden verfügbar. Und dennoch sterben Millionen Menschen an Herz-Kreislauf-Erkrankungen und anderen Vitaminmangelerkrankungen.

Warum wir Menschen Herzinfarkte bekommen – aber Tiere nicht

Das nächste Rätsel, das ich zu lösen hatte, war die Frage "Warum kennen Tiere keinen Herzinfarkt?" Die Antwort lautet: Sie produzieren ihr eigenes Vitamin C, das für die Kollagenerzeugung und Stabilität ihrer Arterien ausreicht. Wir Menschen können kein Vitamin C produzieren und unsere Vorfahren waren jahrtausendelang für Skorbut anfällig. Da sie vom Aussterben bedroht waren, entwickelte ihr Körper biologische Reparaturmoleküle, um die durch den Vitaminmangel geschwächten Arterienwände instand zu setzen.

Die nächste Entdeckung war die Feststellung des wichtigsten Mechanismus; wie unser Körper die Arterienwände repariert. Eines dieser Reparaturmoleküle – Lipoprotein(a) – ist ganz besonders wirksam. Dieses Molekül befördert nicht nur Cholesterin und andere Fette als Bausteine für neues Arterienwandgewebe, sondern ist auch von einem biologischen Klebefilm umgeben, mit dem es in den Arterienwänden festklebt. In den Arterienwänden verbindet sich Lipoprotein(a) mit dem wichtigsten Verstopfungsfaktor Fibrin, um ein Durchsickern durch die Arterienwand und Skorbut im Frühstadium zu verhindern.

Die nächste Frage, die ich beantwortete war: Was ist der eigentliche Zweck der Ablagerungen in der Arterienwand?. Wenn man über Jahre nicht genug Vitamine zu sich nimmt, wird die Arterienwand schwächer und es werden mehr Reparaturen notwendig, bis die Reparaturen schließlich überhand nehmen und sich Ablagerungen bilden. Somit sind die Ablagerungen, die zu Herzinfarkten führen, kein Schicksal mehr. Ihre wahre Natur ist jetzt auch eindeutig geklärt: Atherosklerotische Ablagerungen sind der Gipsverband der Natur für eine durch Vitaminmangel geschwächte Arterienwand.

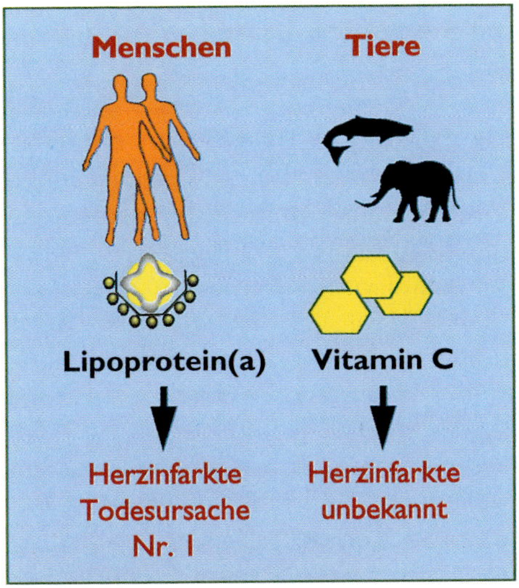

Tiere bekommen keinen Herzinfarkt, weil sie ihr eigenes Vitamin C erzeugen. Wir Menschen können kein Vitamin C herstellen und verwenden stattdessen Reparaturmoleküle, um die Arterienwände instand zu setzen.

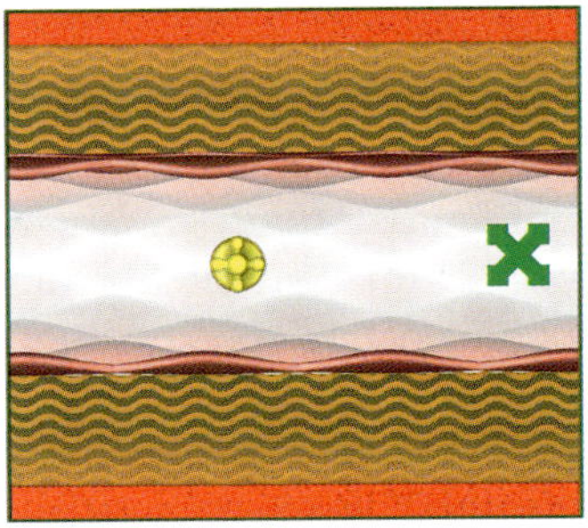

Lipoprotein(a)-Moleküle (gelb) dringen durch Risse und Spalten, die sich in einer Gefäßwand bei Vitaminmangel bilden, in die Wand des Blutgefäßes ein.

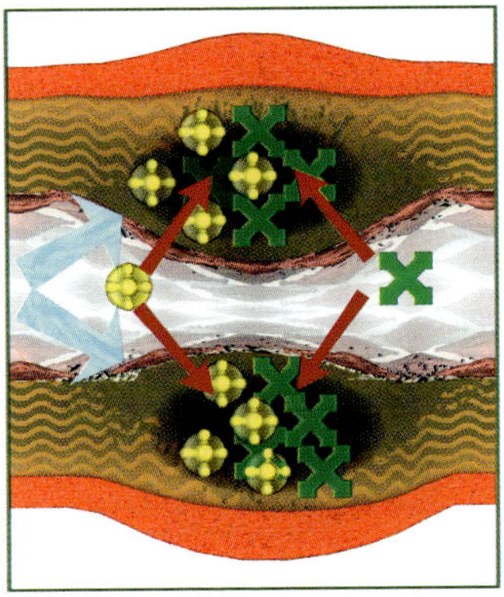

In der Wand binden sie den Gerinnungsfaktor Fibrin (grün) und andere „Klebe-Moleküle". Im Laufe der Zeit nehmen die Reparaturen überhand und es bilden sich atherosklerotische Ablagerungen.

Atherosklerotische Ablagerungen sind der Gipsverband der Natur für eine durch Vitaminmangel geschwächte Arterienwand.

Warum die meisten angeborenen Krankheiten zur Herzkrankheit führen

Eine der erstaunlichsten Entdeckungen, die ich gemacht habe, ist die Antwort auf die Frage, warum fast alle angeborenen Krankheiten auf die eine oder andere Art zu einer Verdickung der Arterienwand führen. Die Antwort ist so logisch, dass sich die Frage stellt, warum niemand vorher darüber nachgedacht hat?

Während Tausenden von Jahren der Eiszeit waren halb Europa und die Hälfte des nordamerikanischen Kontinents von Gletschern bedeckt. Aus Skelettfunden wissen wir, dass unsere Vorfahren in Tundragebieten lebten. Die unregelmäßige Struktur dieser Knochen erzählt uns auch von dem größten Problem für das Überleben unserer Vorfahren: unzureichende Ernährung. In Gebieten, in welchen der Boden gefroren ist, gab es nur wenig pflanzliche oder andere vitaminreiche Nahrung.

Weil sie kein eigenes Vitamin C herstellen konnten, war das Fehlen dieses Vitamins in der Ernährung unserer Vorfahren besonders schädlich. Während der Eiszeit wurde Skorbut zur größten Bedrohung für das Überleben unserer Vorfahren – nicht nur einen Winter lang – sondern über Hunderte von Generationen. Kinder von Eiszeitfamilien konnten unter diesen rauen Bedingungen nur überleben und erwachsen werden, wenn sie Reparaturmoleküle geerbt hatten. Diese Reparaturmoleküle mussten letztendlich eine einzige Aufgabe erfüllen: Sie mussten die Arterienwände verdicken oder reparieren, wann immer diese durch Langzeit-Vitaminmangel geschwächt waren. Wenn diese Reparaturfaktoren bei einer Generation aufgetreten waren, wurden sie in den Erbanlagen gespeichert und an alle folgenden Generationen weitergegeben. Heute nennen wir sie "angeborene Krankheiten" und wir verstehen jetzt, warum die meisten von ihnen Herz-Kreislauf-Erkrankungen verursachen.

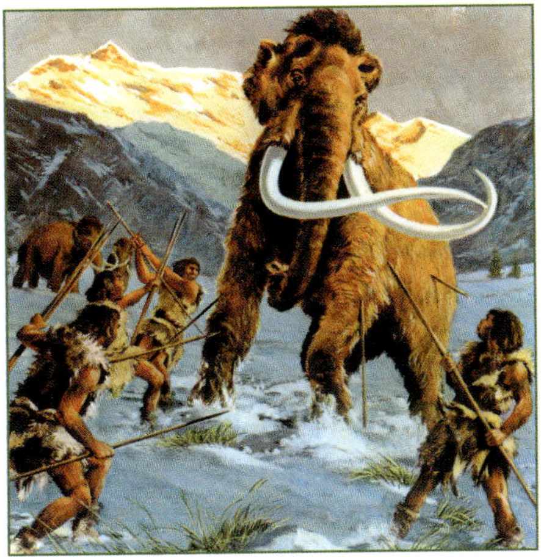

Die letzte Eiszeit dauerte mehrere zehntausend Jahre. Die Orte, wo sich heute Chicago und New York befinden und andere Regionen Nordamerikas und Europas waren von dickem Eis bedeckt. Schlechte Ernährung wurde zu einer Haupttodesursache.

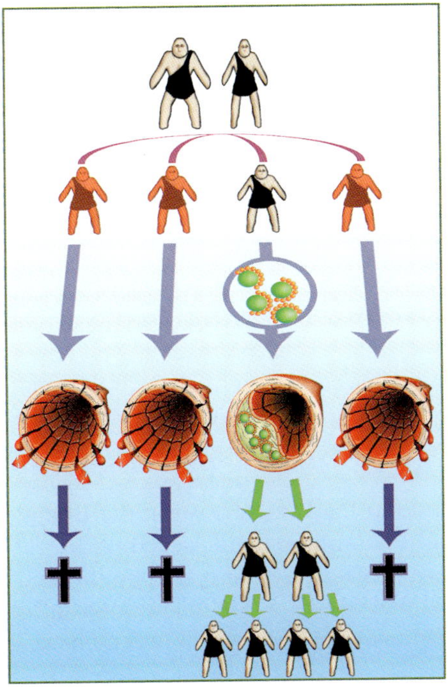

Während Tausenden von Jahren der Eiszeit starben die meisten Kinder an Skorbut und Blutverlust.

Als einzige Kinder überlebten die, die Lipoprotein(a) oder ein anderes Reparaturmolekül geerbt hatten.

Den Kampf gegen die Herzkrankheiten gewinnen

Jedes Jahr sterben weltweit 12 Millionen Menschen an Herzinfarkten und Schlaganfällen und diese Zahl steigt weiter an. Wann immer sich eine Krankheit weiter ausbreitet, bedeutet dies, dass man ihre wahre Natur nicht verstanden hat.

Die Vereinigten Staaten sind das einzige Land, in dem in den letzten drei Jahrzehnten die Herz-Kreislauf-Erkrankung zurückgegangen ist. Dieser Rückgang geht einher mit einem mehr als fünffachen Anstieg der durchschnittlichen Einnahme von Vitaminen und anderen Nahrungsergänzungsstoffen. Dieser offensichtliche Zusammenhang wird von den Interessengruppen, die an dem "Geschäft mit der Krankheit" verdienen, natürlich bestritten.

Meine beiden wissenschaftlichen Veröffentlichungen "Die Lösung des Rätsels der Herz-Kreislauf-Erkrankung" und "Einheitliche Theorie der Herz-Kreislauf-Erkrankung, die zum Abschaffen dieser Erkrankung führt" bilden die Grundlage für ein neues Verständnis der Herzkrankheit, das Spekulationen über ihre wahre Natur als Vitaminmangelkrankheit ein Ende bereitet.

Dies sind die Eckpfeiler dieses neuen Verständnisses:

- Die Stabilität der Blutgefäßwand – nicht der Cholesterinspiegel im Blut – bestimmt die Entwicklung dieser Erkrankung.

- Cholesterin ist nur dann ein Risikofaktor, wenn die Blutgefäßwand bereits durch Vitaminmangel geschwächt ist. Bären und andere Tiere im Winterschlaf erzeugen ihr eigenes Vitamin C in optimalen Mengen. Sie bekommen selbst bei einem Cholesterinspiegel von 600 mg/dl und mehr keinen Herzinfarkt.

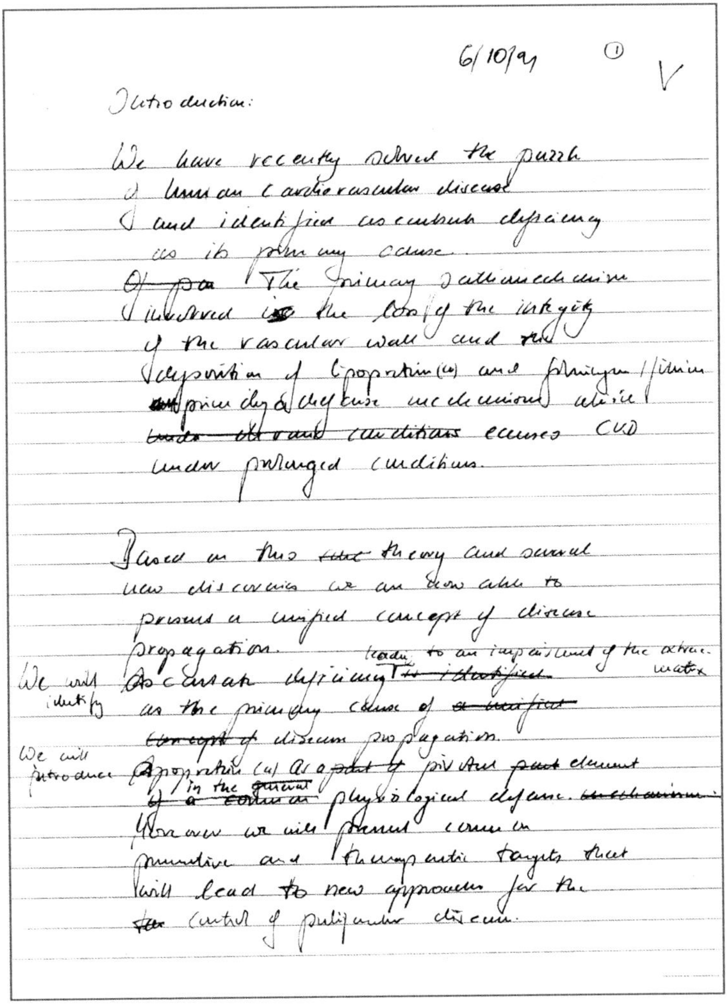
6/10/91 ① V

Introduction:

We have recently solved the puzzle of human cardiovascular disease and identified ascorbate deficiency as its primary cause. The primary pathomechanism involved is the loss of the integrity of the vascular wall and the deposition of lipoprotein(a) and fibrinogen/fibrin as primary defense mechanisms which causes CVD under prolonged conditions.

Based on this theory and several new discoveries we are now able to present a unified concept of disease propagation. We will identify ascorbate deficiency leading to an impairment of the extracellular matrix as the primary cause of disease propagation. We will introduce lipoprotein(a) as a pivotal element in the general physiological defense. Moreover we will present common preventive and therapeutic targets that will lead to new approaches for the control of multifactorial disease.

Eine Seite aus meinem ersten Entwurf der Veröffentlichung "Einheitliche Theorie der Herz-Kreislauf-Erkrankung, die zum Abschaffen dieser Erkrankung führt" vom 10. Juni 1991.

- Die Herz-Kreislauf-Erkrankung wird durch einen Mangel an Vitaminen und anderen wesentlichen Bioenergiefaktoren in Arterienwandzellen verursacht, die für die Integrität und Stabilität der Blutgefäßwand verantwortlich sind.

- Die atherosklerotische Ablagerung ist eine Art „Gipsverband der Natur“ für eine durch Vitaminmangel geschwächte Arterienwand.

- Wir verstehen nun, warum die meisten Menschen Herzinfarkte und nur in wenigen Fällen Infarkte anderer Organe bekommen.

- Wir wissen jetzt, dass alle in der Kardiologie bekannten Risikofaktoren für die Herz-Kreislauf-Erkrankung mit Vitaminmangel zusammenhängen.

- Wir wissen auch, dass alle angeborenen Krankheiten, die zur Herz-Kreislauf-Erkrankung führen, mit Vitaminmangel zusammenhängen und durch diesen verschlimmert werden.

- Wir verstehen jetzt, warum Menschen einen Herzinfarkt bekommen, aber Tiere nicht.

- Wir wissen jetzt, warum die Herz-Kreislauf-Erkrankung ab einem Alter von 45 Jahren drastisch zunimmt.

- Wir wissen, dass die optimale Vitaminversorgung der Zellen der Blutgefäßwände der Schlüssel für die Vorbeugung vor Herz-Kreislauf-Erkrankungen ist.

Die Einzelheiten dieses medizinischen Durchbruchs sind anschaulich und leicht verständlich in meinem Buch "Warum kennen Tiere keinen Herzinfarkt – aber wir Menschen" erklärt.

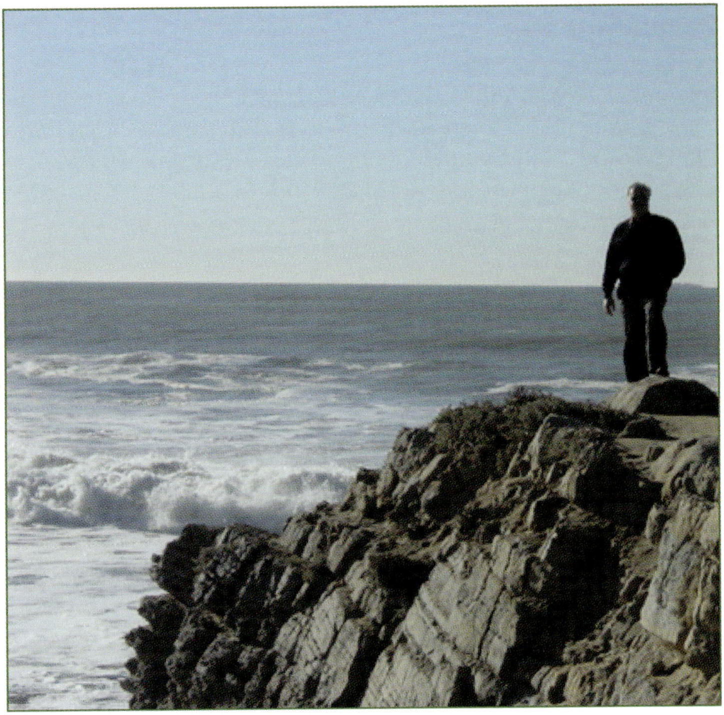

Grundlegend neue Entdeckungen, welche die Welt der Medizin verändern, werden selten im Labor gemacht. Die meisten entspringen einer Umgebung, die kreatives Denken stimuliert.

Der Pazifische Ozean in der Nähe des kalifornischen Küstenstädtchens Pescadero war mein Lieblingsort und viele der in diesem Kapitel zusammengefassten Entdeckungen sind dort entstanden.

Zellular Medizin

Der nächste Schritt in der Reihe der medizinischen Durchbrüche war der wichtigste: Die Generalisierung von Vitaminmangel und Mangel an Bioenergie der Zellen als Hauptursache nicht nur von Atherosklerose, sondern auch der häufigsten Krankheiten unserer Zeit.

Die Zellular Medizin hat folgende Prinzipien:

1. Gesundheit und Krankheit werden auf der Ebene von Millionen Zellen bestimmt, aus denen unser Körper und unsere Organe bestehen.

2. Vitamine und andere wesentliche Nährstoffe werden von tausenden biochemischen Reaktionen in jeder Zelle benötigt. Chronischer Mangel dieser Vitamine und anderer wesentlicher Nährstoffe ist die häufigste Ursache für die fehlerhafte Funktion von Millionen Körperzellen und die Hauptursache für Herzinfarkt, Schlaganfall und andere Krankheiten.

3. Herz-Kreislauf-Erkrankungen sind die häufigsten Krankheiten, weil die Herzkreislaufzellen aufgrund der mechanischen Belastung des Herzens und der Blutgefäßwände durch Herzschlag und Pulswellen in hohem Maße Vitamine und andere wesentliche Nährstoffe verbrauchen.

4. Die optimale Ergänzung der Nahrung mit Vitaminen und anderen wesentlichen Nährstoffen ist der Schlüssel für Vorbeugung und wirksame Behandlung der Herz-Kreislauf-Erkrankung und anderer chronischer Leiden.

Im Laufe der Jahre wurden Untersuchungen veröffentlicht, dass das eine oder andere Vitamin für Patienten mit der einen oder anderen Krankheit hilfreich ist. Diese Untersuchungen waren aber nur Steinchen in einem Mosaik. Das vollständige Bild wurde erst mit Begründung der Zellular Medizin sichtbar.

Nie zuvor war der Mangel an Zellenergie als Hauptursache für eine ganze Gruppe von Krankheiten beschrieben worden, zu denen u.a. Bluthochdruck, Herzschwäche, diabetesbedingte Durchblutungsprobleme und andere gehören. Die Anwendung dieser Kenntnisse in der täglichen medizinischen Praxis wird Millionen Menschen helfen und einen starken Rückgang dieser Krankheiten bewirken.

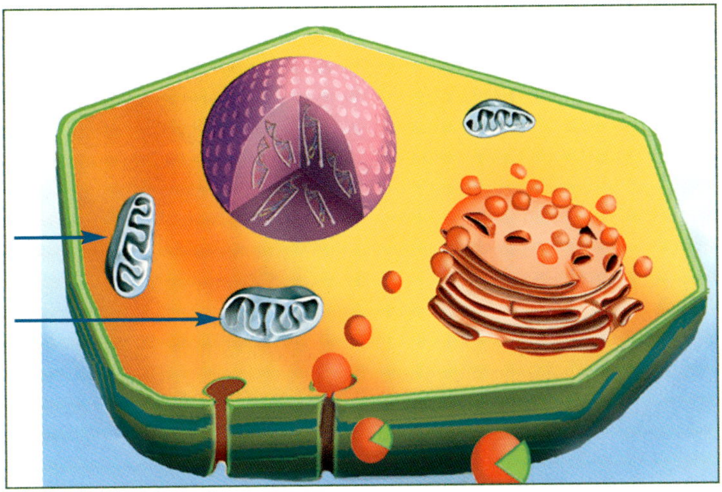

Vitamine und andere wesentliche Nährstoffe sind als Bioenergiemoleküle oder Zellkraftstoff für die ordentliche Funktion der Zellen erforderlich - ungeachtet der Art der Zelle und des Organs, zu dem sie gehört. Die blauen Zellkraftwerke (Mitochondrien) sind die Orte, an welchen Vitamine zur Produktion von Zellenergie benötigt werden.

Meine Empfehlung für Patienten mit einer Herz-Kreislauf-Erkrankung: Zeigen Sie Ihrem Arzt dieses Buch. Beginnen Sie so schnell wie möglich mit einem genau definierten Vitaminprogramm. Informieren Sie Ihren Arzt darüber. Nehmen Sie die Vitamine zusätzlich zu den Ihnen verordneten Medikamenten und setzen Sie diese Medikamente nicht ohne Beratung durch Ihren Arzt ab oder ändern Sie diese. Vor allem, nutzen Sie dieses Wissen schon bald zu Ihrem Vorteil.

Matthias Rath and Linus Pauling

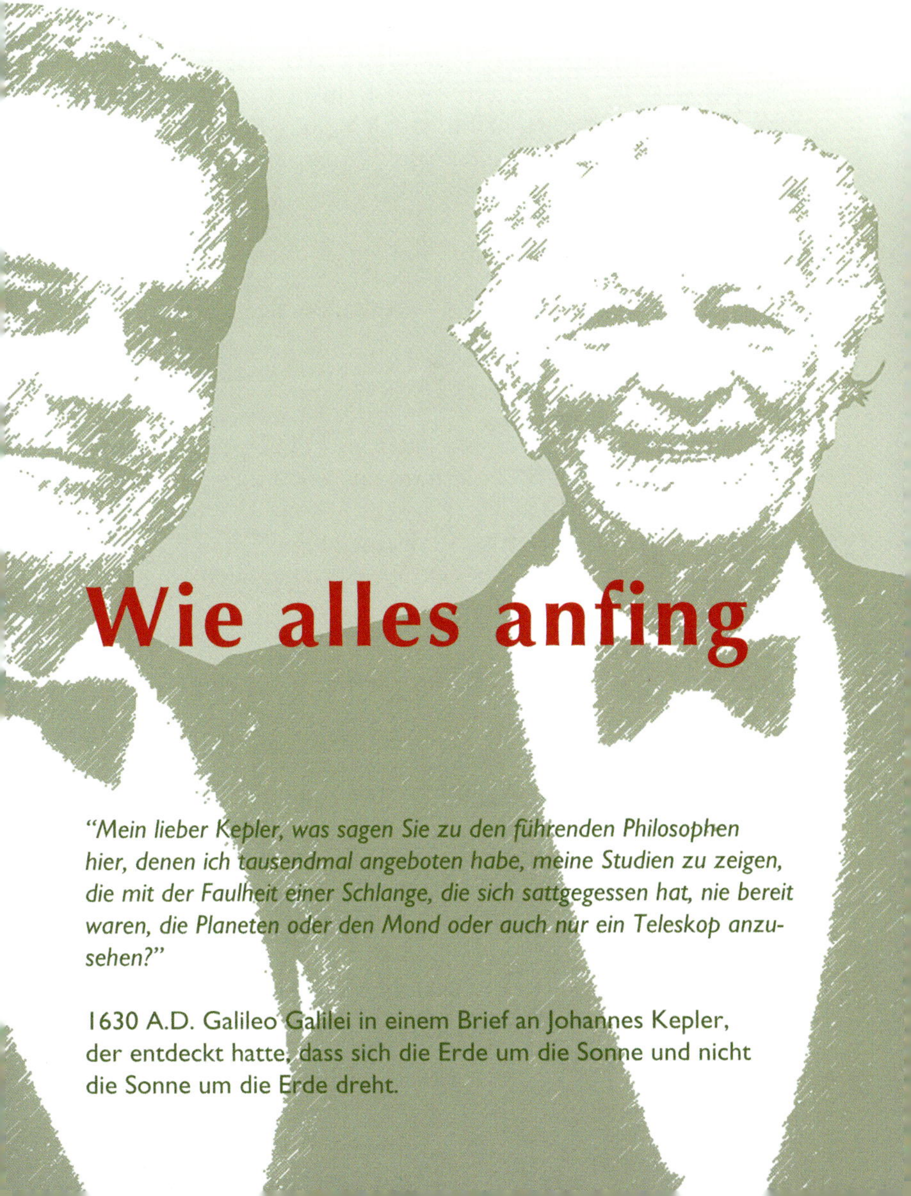

Wie alles anfing

"Mein lieber Kepler, was sagen Sie zu den führenden Philosophen hier, denen ich tausendmal angeboten habe, meine Studien zu zeigen, die mit der Faulheit einer Schlange, die sich sattgegessen hat, nie bereit waren, die Planeten oder den Mond oder auch nur ein Teleskop anzusehen?"

1630 A.D. Galileo Galilei in einem Brief an Johannes Kepler, der entdeckt hatte, dass sich die Erde um die Sonne und nicht die Sonne um die Erde dreht.

Wie mein Interesse an der Herz-Kreislauf-Forschung geweckt wurde

Während des letzten Jahres meines Medizinstudiums starb mein Vater an einem Herzinfarkt. Niemand konnte dieses verhindern. Diese Situation hinterließ in mir den starken Wunsch, einen Teil meiner Zeit als Arzt der Herz-Kreislauf-Forschung zu widmen. Es ist der Traum jedes Forschers, einen Beitrag zur wirksameren Vorbeugung vor Herz-Kreislauf-Erkrankungen zu leisten, um diese Krankheit zu reduzieren. Damals wusste ich noch nicht, dass ich eines Tages das Rätsel der Herz-Kreislauf-Erkrankung lösen – und damit zur Rettung von Millionen Leben beitragen sollte.

Es war Linus Pauling, der mir Anfang der 80er Jahre gesagt hatte, dass "wenn Du ein guter Arzt werden willst, musst Du zuerst ein guter Forscher sein." Diesem Rat folgte ich und arbeitete unmittelbar nach Abschluss meines Studiums an einem von der Deutschen Forschungsgemeinschaft geförderten Projekt an der medizinischen Klinik der Universität Hamburg mit. Ziel dieses Forschungsprojektes war die Feststellung des Mechanismus, wie sich Cholesterin und andere Fettpartikel in den Wänden der Blutgefäße festsetzen. Mitte der 80er Jahre waren cholesterinsenkende Medikamente auf ihrem Höhepunkt und das Hauptaugenmerk der internationalen Forschergemeinde lag auf dem "schlechten Cholesterin" oder LDL als Hauptfaktoren für atherosklerotischen Plaque und schließlich Herzinfarkte und Schlaganfälle.

Im Gegensatz zu diesen konventionellen Forschungen richtete sich mein Hauptinteresse auf Lipoprotein(a), einem neuen Risikofaktor, der "klebstoffähnlich" ist. Unsere eigenen Studien mit mehr als zehntausend Forschungsdaten und Messungen ließen keinen Zweifel daran, dass das "schlechte Cholesterin", um an der Innenseite der Blutgefäßwand haften zu können, dieses biologische klebrige Lipoprotein(a) benötigt. Die zusammen mit meinen Kollegen gewonnenen Erkenntnisse waren ein wichtiger Meilenstein zum Verständnis der Art der Herz-Kreislauf-Erkrankung. Wir fanden heraus, dass sich überall dort, wo Cholesterin in den Blutgefäßwänden abgelagert wird, das biologische Klebeband Apo(a) befand. Es war klar, dass die Ablagerungen nicht von der Cholesterinmenge, sondern der Menge dieses "Klebstoffes" im Körper abhängig war. Zu diesem Zeitpunkt wussten wir nicht, dass auch dies lediglich ein Teil der Wahrheit sein würde und dass sich zeigen würde, dass Herzinfarkte und Schlaganfälle in erster Linie die Folge von Vitaminmangel sind.

Diese wissenschaftlichen Entdeckungen zum "klebrigen Cholesterin" Lipoprotein(a) waren so neu, dass die *American Heart Association* (AHA) die Vorstellung dieser Daten bei ihrem jährlichen Kongress 1988 nicht zuließ. Sie glaubten es einfach nicht. Erst ein Jahr später wurde ich von der AHA für eine Präsentation bei ihrem Jahreskongress in Anaheim im November 1998 eingeladen. Zur gleichen Zeit akzeptierte die AHA diese Erkenntnisse in ihrer offiziellen Zeitschrift *Arteriosclerosis*.

Es zeigte sich, dass Lipoprotein(a) ein zehnmal größerer Risikofaktor als Cholesterin war. Wichtiger noch, keine Medikamente, noch nicht einmal cholesterinsenkende Medikamente, konnten diesen Risikofaktor im Blut reduzieren. Die bei wei-

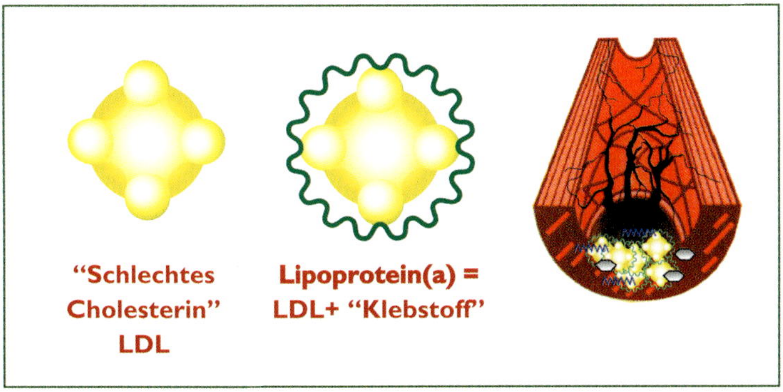

"Schlechtes Cholesterin" oder LDL wird mit Hilfe des "Klebstoffes" Lipoprotein(a) in den kleinen Rissen einer Arterienwand mit Vitaminmangel abgelagert.

weitem faszinierendste Frage bei diesem neuen Risikofaktor für Herzinfarkte und Schlaganfälle war die Tatsache, dass er nur beim Menschen und selten bei anderen Lebewesen auftritt.

Schon 1987 hatte ich die folgende entscheidende Entdeckung gemacht, welche die Medizin für immer verändern sollte. Der klebrige Risikofaktor Lipoprotein(a) fand sich nur beim Menschen und anderen Arten, welche die Fähigkeit verloren hatten, ihr eigenes Vitamin C zu produzieren. Offensichtlich gab es einen Zusammenhang zwischen dem Lipoprotein(a)-Molekül und Mangel an Vitamin C. Ich begann sofort mit Experimenten zu Vitamin C und Lipoprotein(a) und führte später eine klinische Pilotstudie durch, in der sich zeigte, dass Vitamin C erhöhte Lipoprotein(a)-Werte auch senken konnte.

Versetzen Sie sich in das Jahr 1987 zurück. Vitamin C galt als Quacksalberei und keine etablierte Klinik war gewillt, die Durchführung von klinischen Studien mit Vitaminen in Betracht zu ziehen. Das Wissen, dass Vitamin C der Träger von Bioenergie der Zellen war, wurde in der medizinischen Ausbildung verbannt und patentierfähige Medikamente galten als einzige Form akzeptabler Medizin. Ich stellte prominenten Forschern meine Entdeckungen zum Zusammenhang von Lipoprotein(a) und Vitamin-C-Mangel vor, u.a. dem Nobelpreisträger Michael Brown von der Medizinischen Universität in Dallas, Texas. All diese orthodoxen Forscher lehnten meine Entdeckung als verrückte Vorstellung ab. Aber ich gab nicht auf.

Wie es zur Zusammenarbeit mit Linus Pauling kam

Ich kannte Linus Pauling aus meiner Zeit als Medizinstudent. Erstmals hatte ich ihn bei einer Konferenz auf der Insel Mainau in Süddeutschland getroffen. Bei dieser Konferenz hatten junge Forscher die Gelegenheit, mit Nobelpreisträgern zusammenzutreffen. Später traf ich Linus im Rahmen der Friedensbewegung zur Verhinderung der Atomwaffen-Stationierung.

Im Jahr 1983 begleitete ich ihn auf einer Vortragsreise durch Deutschland. Bereits 1963 hatte Linus Pauling seinen 2. Nobelpreis für seine Hilfe beim Zustandekommen des Atomaren Teststoppabkommens erhalten. In den 80er Jahren traf ich mehrere Male als Student und junger Arzt mit Linus zusammen, doch keines der Treffen war von so entscheidender Bedeutung wie das Treffen auf seiner Ranch in Big Sur im Spätherbst 1989.

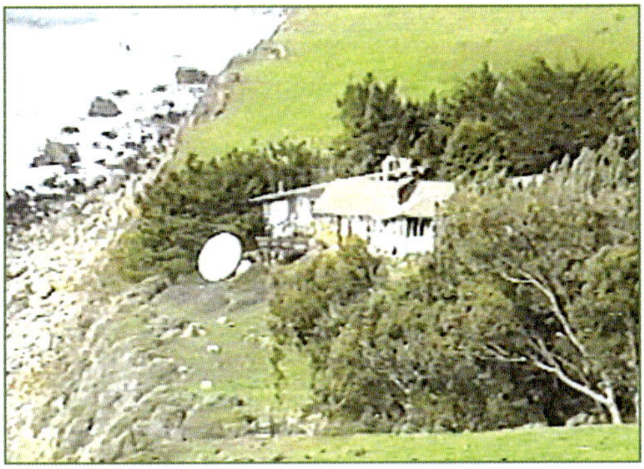

Linus Paulings Ranch an der Küste des Pazifischen Ozeans

Die letzten beiden Wochen im Oktober befand ich mich auf einer Vortragsreise durch die Vereinigten Staaten und stellte die soeben in *Arteriosclerosis*, der Zeitschrift der American Heart Association, veröffentlichte Arbeit über Atherosklerose und den neuen Risikofaktor Lipoprotein(a) vor, die wir an der Universität Hamburg erforscht hatten. Man hatte mich eingeladen, diese aufregenden Forschungsarbeiten in der Abteilung für Stoffwechselkrankheiten der National Institutes of Health in Bethesda, an der medizinischen Fakultät der Universität Chicago, dem Baylor College of Medicine in Houston, der Forschungsabteilung für Atherosklerose an der Universität von Kalifornien in La Jolla und bei Genentech, dem berühmten Biotechnologieunternehmen in San Francisco vorzustellen. Die Lipoprotein(a)-Story war ein "heißes Thema" an jenen weltberühmten Forschungszentren, doch der Zusammenhang mit dem Vitaminstoffwechsel wurde dort gar nicht erkannt.

Für das letzte Oktoberwochenende hatte ich einen Besuch bei Linus Pauling auf seiner Ranch in Big Sur arrangiert. An diesem Samstag fuhr ich von San Francisco – wo ich am Freitag bei Genentech einen Vortrag gehalten hatte – nach Big Sur. Es war eine wunderschöne Fahrt von 4 Stunden auf dem landschaftlich schönen Highway 1 entlang der Pazifikküste. Ich hatte Linus bereits zuvor auf seiner Ranch besucht, doch ich spürte, dass dieser Besuch wichtiger war.

Nachdem ich die Viehtore der schmalen gewundenen Straße vom Highway 1 zu seiner Ranch hinunter passiert hatte, erreichte ich schließlich das hölzerne Ranchgebäude, das sich Linus als Zufluchtsort für die letzten Jahrzehnte seines Lebens ausgesucht hatte. Die Haustür war nie verschlossen und ich trat ein und bahnte mir meinen Weg durch Berge von wissenschaftlichen Zeitschriften, die sich im Laufe der Jahre in dem Flur zwischen Eingangstür und Wohnzimmer angesammelt hatten. Linus saß in einem Drahtstuhl, der offensichtlich mehrere Jahrzehnte überdauert hatte. Das Wohnzimmer sah wie das Epizentrum eines ständigen wissenschaftlichen Wirbelsturms aus. Bücher, wissenschaftliche Artikel und handschriftliche Notizen über eines der ungelösten Rätsel der Physik, die Atomstruktur der Quasi-Kristalle, lagen herum. Linus hatte die letzten Monate an der mathematischen Analyse dieser Strukturen gearbeitet – nur mit seinem Verstand und einem Taschenrechner.

Linus hatte mein Eintreten nicht bemerkt. Als er mich sah, sprang er auf "Hallo Matthias, gut, Dich zu sehen. Ich denke, dass wir heute über Deine wissenschaftlichen Arbeiten sprechen. Ich freue mich, dass Du unter die Forscher gegangen bist." Damit stellte er seinen Drahtstuhl an das Balkonfenster und bot mir den Stuhl gegenüber an. Ich sprach mit Linus über die neuen Risikofaktoren Lipoprotein(a) und meine Entdeckung, dass dieses Molekül nur beim Menschen und anderen Arten vorkommt, welche die Fähigkeit verloren hatten, ihr eigenes Vitamin C herzustellen. Ich kam sofort auf das Wesentliche zu sprechen: "Linus, es gibt einen offensichtlichen Zusammenhang zwischen Lipoprotein(a) und Mangel an Vitamin C, den bisher noch niemand erkannt hatte." Während die Pazifikwellen gegen die Felsen unter uns brandeten, hörte Linus zu und stellte Fragen. Er hatte noch nie von Lipoprotein(a) gehört. Nach einer Stunde stand er auf und sagte: "Nun, es gibt jedes Jahr rund tausend Veröffentlichungen über Vitamin C. Was ist hieran wirklich neu?"

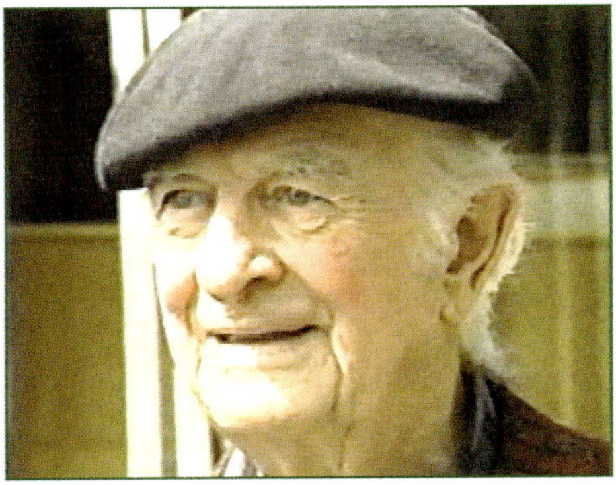

Der zweifache Nobelpreisträger im Alter von 90 Jahren vor seinem Haus in Big Sur

Dies war einer der typischen Tests, mit dem der berühmte Wissenschaftler, der die Wissenschaft des 20. Jahrhunderts mitgeschrieben hat, den jungen Wissenschaftler auf die Probe stellt, wie überzeugt er von seinen eigenen Entdeckungen ist. Selbstverständlich war ich überzeugt! Ich antwortete: "Linus, ich möchte einen Vorschlag machen, ich lasse Ihnen diese Unterlagen hier, damit Sie sie durchlesen können. Ich übernachte im Ragged Point Inn Motel. Ich werde morgen wiederkommen und dann können wir uns weiter unterhalten." Ich hatte Linus' Test bestanden und er antwortete zufrieden: "Sehr gut." Ich fuhr zurück zum Highway 1, überzeugt, dass ich am nächsten Tag von einem der brillantesten Wissenschaftler des 20. Jahrhunderts hören würde, ob meine Feststellungen nur Zufall oder ein Prinzip der Natur sind.

Das Ragged Point Inn Motel liegt einige Meilen südlich von Linus' Ranch direkt über dem Pazifik. Ich übernachtete in einem Zimmer im Erdgeschoss und bereitete mich bis spät in die Nacht auf das weitere Gespräch am nächsten Morgen vor. Ich wusste, ich hatte nur eine Chance, Linus für dieses Projekt zu interessieren. Ich wusste, dass die Aminosäure Lysin die Fettpartikel von Lipoprotein(a) wahrscheinlich daran hindert, sich an den Arterienwänden festzusetzen. Ich machte Zeichnungen, wie die Kombination von Vitamin C und Lysin Ablagerungen in Blutgefäßen und die dadurch entstehenden Herzinfarkte und Schlaganfälle verhindern könnte.

Der nächste Morgen war der Beginn eines weiteren schönen Herbsttages für Kalifornien. Für die Menschheit war es ein historischer Tag – der Anfang vom Ende der Epidemie der Herz-Kreislauf-Erkrankung. Als ich um neun Uhr auf Linus' Ranch eintraf, wartete er bereits auf mich. Er sprang von seinem Stuhl auf und begrüßte mich mit Begeisterung. "Ich habe Deine Arbeiten studiert – ganz schön interessant!" Er versuchte dabei, die Kontrolle zu bewahren, doch er konnte seine Aufregung nicht verbergen. Wir unterhielten uns weitere drei Stunden lang und ich stellte Linus den möglichen therapeutischen Wert von Vitamin C in Kombination mit Lysin nicht nur zur Verhinderung der Ablagerung dieses gefährlichen Fettpartikels in den Arterienwänden, sondern auch zur natürlichen Umkehr der Herz-Kreislauf-Erkrankung vor – durch Freisetzung von Lipoprotein(a) aus diesen Ablagerungen.

Linus stimmte zu, schien aber vom folgenden entwicklungsgeschichtlichen Zusammenhang mehr fasziniert: Dem Verlust der Produktion von Vitamin C und das plötzliche Auftreten von Lipoprotein(a). Dies geschah fast zeitgleich vor ein paar Hunderttausend Generationen. "Ist es nicht erstaunlich, dass dieses Molekül in solch relativ kurzer Zeit während der Entwicklungsgeschichte erschien", fragte er. Ich erkannte, dass Linus' Sicht der wissenschaftlichen Probleme sich grundlegend von allen anderen Wissenschaftlern unterschied, die ich kannte. Die Bandbreite seines Denkens deckte Millionen Jahre in der Evolution ebenso ab wie die Struktur von Atomen, die noch nie jemand gesehen hatte.

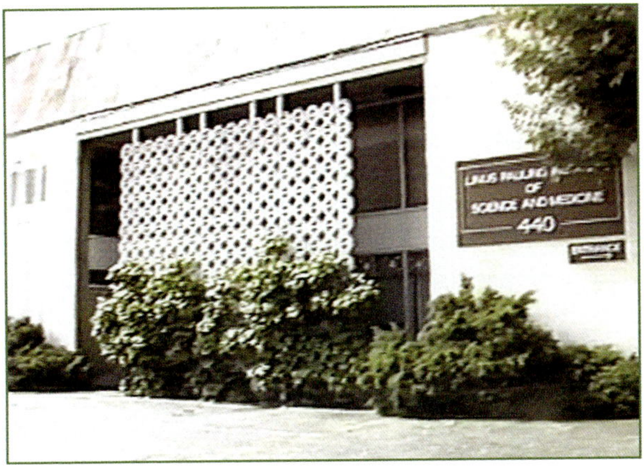

Das Linus Pauling Institut
440 Page Mill Road in Palo Alto 1990.
Das Gebäude wurde 1998 abgerissen.

Ich war ziemlich stolz, diese wissenschaftliche Koryphäe für meine Arbeiten interessiert zu haben. Dieser Sonntagmorgen endete damit, dass Linus mich fragte, ob ich meine Forschungen in Kalifornien fortsetzen wollte und er erklärte mir sogar die Größe seines Grundstücks und die Möglichkeit, ein oder zwei Häuser auf diesem Grundstück zu errichten. Den Grund, warum er diesen Gesichtspunkt ansprach, erkannte ich erst viel später. Er war ein mit seinem Lebenswerk über Vitamine lebendig begrabener Wissenschaftler. Er hatte soeben einen jungen Wissenschaftler getroffen, mit dem er nicht nur seine Ansichten einer besseren Welt, sondern jetzt auch ein gemeinsames wissenschaftliches Interesse teilte. Linus und mir war an diesem Morgen klar, dass meine Entdeckung die Chance bot, dass die gesundheitsfördernde Wirkung der Vitamine in der ganzen Welt Anerkennung findet.

Beim Abschied sagte Linus: "Matthias, dies ist eine sehr wichtige Entdeckung. Ich glaube aber nicht, dass ich mehr tun sollte, als mit Dir darüber zu sprechen." Offensichtlich spürte Linus, dass er an der Entdeckung nicht beteiligt war und sich lieber der Fortsetzung seiner aktuelle Forschung im Bereich der Physik und der Auflösung der Molekülstruktur von Quasi-Kristallen widmen sollte. Für mich jedoch war dies alles, was ich an diesem Tag wissen musste: Der zweifache Nobelpreisträger hatte meine Entdeckung als Naturprinzip bestätigt. Ich schwang mich in meinen Mietwagen und fuhr auf dem Highway 1 nach Süden, bis ich abends San Diego erreichte. Am nächsten Tag würde ich eine Präsentation an der Herz-Kreislauf-Forschungsabteilung der Universität La Jolla durchführen. Aber jetzt war heute – mein Tag! Ich erinnere mich, wie ich Kühen, Seelöwen und allen anderen Kreaturen zuhupte, die mir an diesem sonnigen Oktobernachmittag über den Weg liefen.

Vier Tage später war ich wieder in Berlin, Deutschland und weitere zwei Tage später erhielt ich einen Brief von Linus Pauling. Er hatte seine dargestellte Indifferenz aufgegeben und zeigte offene Begeisterung. Er schlug vor, ich solle sofort eine wissenschaftliche Veröffentlichung über den Zusammenhang zwischen Lipoprotein(a) und Mangel von Vitamin C für die Beratungen der National Academy of Science schreiben. Wichtiger jedoch war seine Einladung, mich seinem Institut anzuschließen, eine Forschungsgruppe zur Herz-Kreislauf-Erkrankung aufzubauen und sein persönlicher Mitarbeiter zu werden.

Selbstverständlich konnte sich Linus den unzulänglichen Verhältnissen an seinem Institut nicht entziehen. In seinem Brief stand der Satz: "Ich glaube, wir haben sogar eine Ultrazentrifuge im Institut." Die Verfügbarkeit einer Ultrazentrifuge war natürlich gerade einmal die Mindestausstattung für ein Forschungsinstitut, das diesen Namen verdiente. Mir war bewusst, dass die Forschungsmöglichkeiten an Linus' Institut äußerst beschränkt sein würden.

Ich schlief eine Nacht über die großzügige Einladung und rief Linus am nächsten Tag an. Ich dankte ihm für die Einladung bei ihm arbeiten zu dürfen, schlug sie aber aus. Ich hatte mich entschlossen, dieses Forschungsprojekt am Baylor College of Medicine in Houston fortzusetzen, eine der führenden Medizin-Zentren in den U S A. Ich erklärte dem Nobelpreisträger am Telefon: "Linus, wenn ich mit Ihnen über Vitamin C arbeite, ist es so, als ob alle Katholiken in den Vatikan ziehen. Ich möchte die Vitaminforschung in die etablierte Medizin einbringen, um ihre Akzeptanz auf breiter medizinischer Ebene zu beschleunigen." Nach einer langen Pause antwortete Linus sichtlich enttäuscht: "Nun gut." Ich hatte meine Entscheidung getroffen – für diesen Tag.

Wie wenig wusste ich, dass diese Entscheidung nicht mehr als 6 Wochen anhalten würde. Nach einem kurzen Zwischenspiel am Baylor College of Medicine im Januar 1990 nahm meine Faszination, der persönliche Mitarbeiter eines zweifachen Nobelpreisträgers zu werden, überhand. Ich packte meine Koffer und zog von Houston nach Palo Alto.

Tätigkeit am Linus Pauling Institut

Ich erinnere mich an den Tag Anfang 1990, als ich auf der Page Mill Road in in die Silicon Valley Stadt Palo Alto hineinfuhr, nachdem ich gerade meine Zelte in Houston abgebrochen hatte. Ich war voller Ideen und Pläne, am Pauling Institut dieses Naturprinzip auf experimenteller Ebene schnell zu bestätigen.

Mein Auto hielt in der Page Mill Road 440. Das war das Linus Pauling Institut, wo ich während meiner Studienzeit mehrmals mit Linus Pauling zusammengetroffen war. Dieses Mal war es anders. Hier würde mein neuer Arbeitsplatz sein und eine der größten Erfahrungen in der Geschichte der Medizinwissenschaften lag vor mir. Ich war aufgeregt.

Außer Linus wusste niemand vom bevorstehenden wissenschaftlichen Erdbeben und der Folge von Explosionen, die an diesem eher ruhigen Institut stattfinden sollten. Um die wahre Natur dieser Entdeckung zu verschleiern und vor neugierigen Kollegen zu schützen, verabredeten Linus und ich eine Codesprache für dieses Projekt. Selbst der Vortrag, den ich Anfang

Januar vor den Mitarbeitern des Pauling Instituts gehalten hatte, behandelte nur die Arbeit an Lipoprotein(a) – ohne einen Zusammenhang mit Vitamin C zu erwähnen, was natürlich der wirklich aufregende Teil daran war.

Am nächsten Morgen hatten Linus und ich ein Gespräch mit dem Manager des Linus Pauling Instituts. Linus sprach ihn direkt an: "Ich möchte, dass jeder an diesem Institut weiß, dass Matthias unter meinem persönlichen Schutz steht." Erst später wurde mir klar, dass der zweifache Nobelpreisträger diese Erklärung nicht nur auf der Grundlage von Freundschaft und gemeinsamen wissenschaftlichen Interessen mit mir abgegeben hatte. Er wusste auch, dass dieses Institut einem Minenfeld glich.

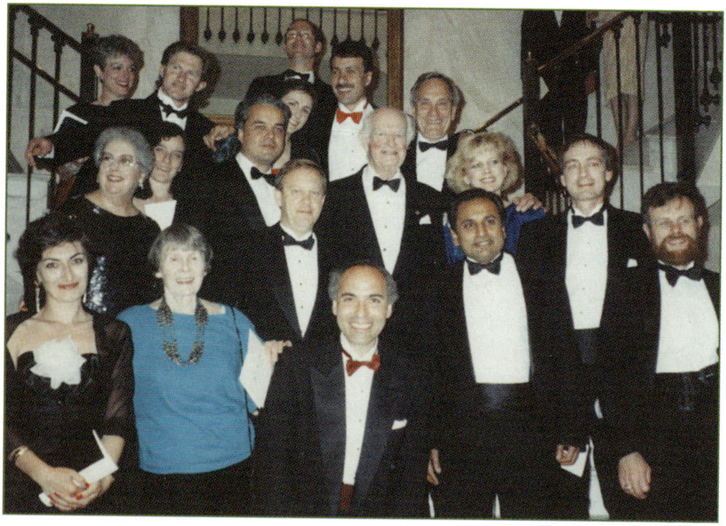

Kollegen vom Linus Pauling Institut bei der Feier zum 90. Geburtstag des Nobelpreisträgers 1991.
Einige von ihnen traten später in die Forschungsfirma von Dr. Rath ein und arbeiten bis heute mit ihm zusammen. Darunter Dr. Aleksandra Niedzwiecki (neben Linus Pauling) und Martha Best (gleiche Reihe außen links). In der Mitte der unteren Reihe Dorothy Munro, Linus Paulings Sekretärin über fast zwei Jahrzehnte.

Das Pauling Institut bestand schon zwei Jahrzehnte, hatte aber sein Profil als Vitaminforschungsinstitut verloren. Nur einer von zehn Forschern arbeitete an Vitamin C und Millionen Dollar an Spenden aus der ganzen Welt wurden für Forschungen verschwendet, die nicht im Entferntesten mit der Dokumentation der gesundheitsförderlichen Wirkung von Vitamin C zu tun hatten. Linus' letztes Buch "How to live longer and feel better" enthielt zweihundert Literaturangaben, aber nur eine Hand voll stammte aus seinem Institut! Es war deutlich, dass der Nobelpreisträger sein Institut Leuten anvertraut hatte, die sich davor scheuten, den Kampf für die Anerkennung der Vitamine und deren Gesundheitsbedeutung aufzunehmen! Zehntausende Leser der Bücher von Linus Pauling verbanden seinen Namen mit laufender Vitaminforschung, doch die Verwaltung des Instituts scheute sich vor Kontroversen und der Aufnahme des Kampfes für natürliche Gesundheit.

In dieser Situation hatte der 90 Jahre alte Linus seine letzte Chance erkannt, einen jungen und enthusiastischen Forscher für die Fortführung seines Lebenswerkes zu finden. Mich als seinen persönlichen Schützling anzukündigen, hätte keine größere Bedrohung für die damalige Führung des Linus Pauling Instituts bedeuten können. Die Folgen sollte ich schon bald zu spüren bekommen. Statt eines vernünftigen Arbeitsplatzes mit Schreibtisch und Stuhl wurde mir ein Platz in einer Ecke des fensterlosen Lagerbereichs des Pauling Instituts zugewiesen. Meine Bitte an die Institutsverwaltung für einen Forschungsassistenten, der im Labor helfen könnte, wurde mit dem Argument abgelehnt, das Institut habe kein Geld. Da ich nicht nachgeben wollte, brachte ich dem Hausmeister bei, die Elektrophoreseexperimente im Labor durchzuführen, damit ich mich auf die Ausarbeitung dieses medizinischen Durchbruchs konzentrieren konnte. Wochen, vielleicht Monate gingen verloren und erst ein Jahr später bekam ich schließlich einen qualifizierten Forschungsassistenten.

Schlüsselexperimente für den medizinischen Durchbruch

Das wissenschaftliche Konzept des Zusammenhangs zwischen Vitamin C und Lipoprotein(a) stand bereits fest. Die Tür stand weit offen, aber ich benötigte noch weitere wissenschaftliche Nachweise. Ich ließ mich aber nicht vom Weg abbringen. Ich richtete eine Studie mit Meerschweinchen ein, ein Tiermodell, das den gleichen genetischen Defekt wie wir Menschen hat: Meerschweinchen können kein körpereigenes Vitamin C produzieren. Das Experiment war klar. Meine Theorie war, dass sich bei Meerschweinchen atherosklerotische Ablagerungen bilden, wenn sie Vitamin-C-arme Nahrung erhielten. Darüber hinaus würden wir durch die Analyse der Ablagerung in den Arterienwänden die klebrigen Lipoprotein(a)-Fettmoleküle finden.

Die Bedeutung dieses Schlüsselexperiments für Leben und Gesundheit von Millionen Menschen war nicht zu unterschätzen. Dieses Experiment würde den Schluss zulassen, dass ein ähnlicher Mechanismus im menschlichen Körper abläuft. Der Mangel an Vitamin C würde die Blutgefäßwände ähnlich wie bei der Seefahrerkrankheit Skorbut schwächen und anschließend würden Lipoprotein(a), Cholesterin und andere Risikofaktoren im Blut in den Arterienwänden abgelagert, um den verzweifelten Versuch zu unternehmen, diese Wand zu reparieren. Das würde beweisen, dass die Fettablagerungen in den Arterien kein Zufall oder reines "Schicksal" sind, sondern dass die Herz-Kreislauf-Erkrankungen eine direkte Reaktion unseres Körpers sind, um die durch Vitaminmangel geschwächten Blutgefäßwände zu reparieren.

Der Augenblick der Wahrheit

Dieses Schlüsselexperiment wurde über fünf Wochen durchgeführt, fünf Wochen, die zu den längsten meines Lebens gehören. Selbstverständlich müssen Tierversuche auf ein absolutes Minimum beschränkt werden, da dieses Experiment aber für Gesundheit und Leben von Millionen Menschen von Bedeutung sein würde, wurde es von der Ethik-Kommission des Instituts genehmigt.

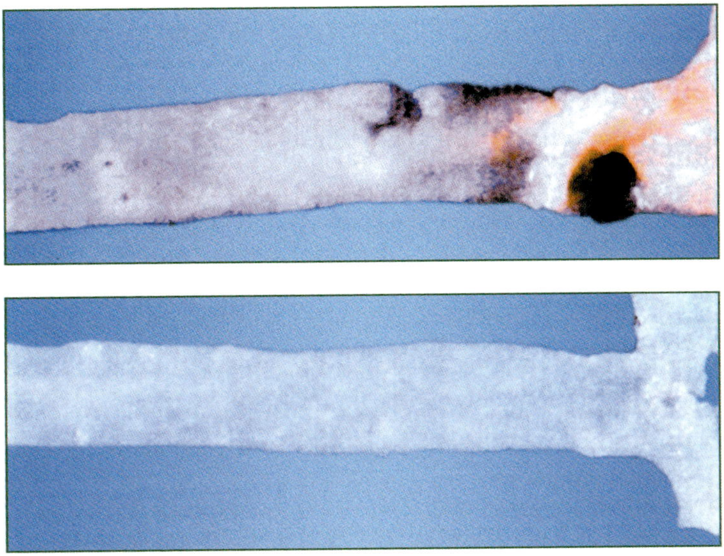

Oben: Meerschweinchen, die zu wenig Vitamin C in der Nahrung erhalten, entwickeln Arterienverkalkung und eine Herz-Kreislauf-Erkrankung
Unten: Meerschweinchen, die optimales Vitamin C erhalten, haben freie Arterien.

Ich erinnere mich noch an den Tag, an dem das Experiment abgeschlossen war und ich die Arterienwände der Meerschweinchen unter dem Mikroskop betrachtete. Bei den Meerschweinchen, die dem menschlichen RDA vergleichbar Vitamin C erhielten, bildeten sich Ablagerungen in den Arterienwänden, die Herzinfarkte und Schlaganfälle beim Menschen verursachten. Tiere, die vergleichbar zum menschlichen Körpergewicht zwei Teelöffel Vitamin C täglich erhalten hatten, behielten reine Arterien. Am wichtigsten war, dass dieser auffällige Unterschied nicht durch *Hinzufügen* von Cholesterin oder Fett zur Nahrung, sondern durch *Weglassen* eines einzelnen Faktors aus der Nahrung erhalten wurde – Vitamin C.

An dem Tag fühlte ich mich, wie sich Kolumbus gefühlt haben muss, als er 1492 zum ersten Mal Land sah – nach jahrelangem Kampf und der Überwindung von Hindernissen. Ich ging zu Dorothy Munro, 17 Jahre lang Sekretärin von Linus Pauling, und fragte sie, wo ich Linus erreichen und ihm die aufregende Nachricht mitteilen könnte. Sie bemerkte meine Aufregung und sagte: "Gehen Sie rein, er ist im Büro." Ich machte nicht einmal die Tür hinter mir zu und rief: "Linus, kommen Sie, das müssen Sie sehen!"

Er hatte in seiner typischen Haltung Briefe und Korrespondenz diktiert, halb in seinem Sessel liegend, seine Füße auf dem Schreibtisch und seine schwarze Baskenmütze tief über die Augen gezogen, um ihn vor dem Neonlicht des Büros zu schützen. Er sprang im wahrsten Sinne des Wortes auf, setzte seine Baskenmütze richtig auf und begleitete mich in den Raum, in dem sich die Arterien der Meerschweinchen unter dem Mikroskop befanden. Die sichtbar dokumentierten Ergebnisse ließen keinen Zweifel zu: Die optimale Menge Vitamin C war die Lösung der Herz-Kreislauf-Erkrankung.

Nachdem er ein paar Minuten durch das Mikroskop gesehen hatte, erhob sich Linus, drehte sich um und strahlte mich an: "Ich freue mich wie ein Schneekönig". Er nahm mich beim Arm und wir gingen in sein Büro, um sofort über die nächsten Schritte und die Bedeutung für die menschliche Gesundheit zu sprechen.

Als ich an diesem Abend von Palo Alto entlang dem El Camino Real nach Menlo Park fuhr, wusste ich, dass Medizin nie mehr die gleiche sein würde. Gedanken erschienen mir wie Blitze und es eröffnete sich eine atemberaubende Perspektive. Ich sah, wie Menschen in der ganzen Welt sich dieser Entdeckung annahmen und sich Wissenschaftler anschlossen, um sie auf jeder Ebene weiter zu bestätigen. Ich stellte mir die Morgennachrichten mit der Überschrift: "Herzkrankheit kurz vor der Auslöschung" vor. Ich konnte ein neues Forschungsinstitut in den Himmel wachsen sehen. Wie konnte ich ahnen, dass der Kampf um die Anerkennung dieser einfachen Wahrheit gerade erst begonnen hatte und jahrelange harte Schlachten vor mir lagen.

Überall Irritation

Die ersten Reaktionen auf diesen medizinischen Durchbruch, auf die Veröffentlichungen und den Zusammenhang zwischen Lipoprotein(a) und Vitamin C waren pure Irritation. Versetzen Sie sich in das Jahr 1991 zurück. Alles drehte sich um den Zusammenhang zwischen Cholesterin und Herzkrankheiten. Alle glaubten an die Illusion, die Herzkrankheit durch Senkung der Cholesterinwerte bekämpfen zu können. Jedes große Pharmaunternehmen hatte Millionen in Werbeetats für neue cholesterinsenkende Medikamente investiert. Nur ein Prozent der Forscher hatte auch nur von Lipoprotein(a) gehört und die Tatsache akzeptiert, dass es ein zehnmal größerer Risikofaktor für die Herzkrankheit ist als Cholesterin.

Und nun kommt ein junger deutscher Wissenschaftler daher und veröffentlicht die unerhörte Schlussfolgerung, dass dieser herausragende Risikofaktor Lipoprotein(a) durch optimale Aufnahme von Vitamin C erfolgreich neutralisiert werden kann. Darüber hinaus hat er mit seinen neuen wissenschaftlichen Grundlagen fast alle wissenschaftlichen Erklärungen für die Herzkrankheit erschüttert, die es seit Anfang der Zeitrechnung gibt. Um alles noch zu übertreffen, erhielt er für die Schlussfolgerung, dass damit der Sieg über den Herztod möglich sei, die Unterstützung von Linus Pauling, dem einzigen Wissenschaftler der zwei ungeteilte Nobelpreise erhalten hatte.

Nur zu Zeiten von Harvey, Pasteur und wenigen anderen wurde die medizinische Welt so in Frage gestellt wie im Jahr 1990-91.

Sowohl Linus als auch ich waren uns der Tragweite dieser Entdeckungen voll bewusst. Vor einer der Reisen die ich unternahm, um in Europa Partner zu finden, die diesen Durchbruch hätten unterstützen können, sagte Linus zu mir: "Ich kann Dir keinen spezifischen Rat geben, du musst auf dein eigenes Urteilsvermögen vertrauen. Aber gleich was auch geschieht, vergiss nie, dass deine Entdeckungen zu den wichtigsten gehören, die je in der Medizin gemacht wurden."

Doch trotz der offensichtlichen Bedeutung dieser Entdeckungen für die gesamte Menschheit blieb eine öffentliche Diskussion erstaunlicherweise aus. Dass dies kein Zufall war, sondern Ergebnis einer regelrechten Medienzensur im Interesse der weltweit operierenden Pharmaindustrie, sollte ich erst später erfahren.

Das "Geschäft mit der Krankheit" durch die Pharmaindustrie ist unter allen Industriezweigen und Investmentbranchen das lukrativste Geschäft mit den höchsten Gewinnspannen. Das größte einzelne Marktsegment dieses "Geschäfts mit der Krankheit" ist der globale Markt für Herz-Kreislauf-Pharmapräparate. Fast 90% aller Pharmapräparate lindern lediglich Symptome, zum Beispiel Angina pectoris, helfen jedoch nicht die Ursachen der Krankheit zu beheben, z.B. die Schwächung der Arterienwand durch Vitaminmangel.

Für die Pharmamanager stand fest: Eine öffentliche Diskussion in den Massenmedien über den Zusammenhang von Vitamin C, Skorbut und Herzinfarkt hätte einen Pharma-Milliardenmarkt in seinen Grundfesten erschüttert und langfristig 90% aller Pharmapräparate überflüssig gemacht. Das konnten diese Interessenkreise nicht zulassen.

Die Angst der Pharmakonzerne vor der wissenschaftlichen Wahrheit war gigantisch. Die Reaktionen in den Chefetagen der Pharmakonzerne und unter ihren Handlangern in Medizin und Medien waren eine Mischung aus Erstaunen, Irritation und verzweifelten Versuchen, den durch diesen medizinischen Durchbruch verursachten Flächenbrand einzudämmen. Das Wissen über die Herzinfarkt-Skorbut-Verbindung fiel unter die Pharmainquisition. Die Möglichkeit, Millionen Menschenleben zu retten, wurde milliardenschweren Pharmainteressen geopfert.

Doch weder die Pharmaindustrie noch die von ihnen abhängigen Wissenschaftler oder Ärzte waren in der Lage, der Logik dieses medizinischen Durchbruchs öffentlich zu widersprechen. Seit James Lind gezeigt hatte, dass Limonen- und Zitronensaft der Schwäche der Blutgefäßwand vorbeugt, war klar, dass Vitamin C die Arterienwand stabilisiert und daher auch der Herz-Kreislauf-Erkrankung vorbeugt. Es war gerade diese frappierende Logik, welche die Multi-Milliarden-Dollar-Pharmariesen erschütterte.

Jeder strategische Schachzug, den die Pharmakonzerne in diesen Jahren planten, konnte nur unter der Bedingung Erfolg haben, dass es keine öffentliche Aufklärung über die Möglichkeit gab, die Herzkrankheit mit Vitaminen auszumerzen. Da meine Entdeckung eine globale Bedrohung für das "Geschäft mit der Krankheit" darstellte, reagierten die Pharmaunternehmen auf globaler Ebene.

Kernstück dieser Reaktionen war die Bildung zweier Kartelle. Das erste wurde als "Vitamin-Kartell" berühmt. Der Schweizer Hoffman LaRoche Konzern, die deutsche BASF, Japans Takeda und andere Hersteller von Vitaminrohstoffen taten sich zusammen und ließen sich zu kriminellen Preisabsprachen hinreißen, um sich durch eine künstliche Inflation der Rohstoffpreise an diesem medizinischen Durchbruch unrechtmäßig zu bereichern.

Das zweite Kartell wurde unter der Bezeichnung "Pharma-Kartell" berüchtigt. Dabei handelt es sich um eine weltweite Kampagne der Pharmaindustrie, die Verbreitung von Informationen über vorbeugende und therapeutische Gesundheitsmaßnahmen zu Vitaminen und anderen nicht patentierbaren Naturheilverfahren per Gesetzesgewalt verbieten zu lassen.

Beide Kartelle erfüllten die aufgestellte Grundbedingung: Die überragende Gesundheitsbedeutung von Vitaminen zur Vorbeugung von Herzkrankheiten wurde von beiden Kartellen bewusst verschwiegen und Millionen Menschen vorenthalten. Dabei warteten hunderte Millionen Menschen auf diese Informationen, weil sie ihr Leben hätten verlängern oder retten können.

Wie sich dieses irrationale und unverantwortliche Verhalten führender Pharmaunternehmen äußerte, möchte ich Ihnen im folgenden Abschnitt anhand meiner persönlichen Erfahrungen in der Auseinandersetzung mit dem "Geschäft mit der Krankheit" aufzeigen.

"Cholesterin-Päpste" und erschütterte Dogmen

Joseph Goldstein und Michael Brown, zwei Forscher von der Universität Texas, erhielten 1985 den Nobelpreis für die Entdeckung, wie Cholesterin in die Zellen gelangt. Diese Entdeckung war zweifelsohne bedeutsam, aber deren Ausschlachtung durch die Pharmahersteller von Cholesterinsenkern war ein Skandal. Sie benutzten die Verleihung des Nobelpreises zur Stützung ihrer unhaltbaren Theorie, dass Cholesterin die Herzkrankheit verursacht. Natürlich waren diese beiden Forscher nicht unabhängig, sondern hatten lukrative Beratungsverträge mit einer Reihe von Pharmaunternehmen, unter anderen mit Genentech in San Francisco.

Unsere erste Studie über den Zusammenhang von Lipoprotein(a) und Vitamin C wurde im Mai 1990 in der offiziellen Zeitschrift der Amerikanischen Wissenschaftsakademie, der National Academy of Sciences veröffentlicht. Kurz danach gab es eine Zusammenkunft von wissenschaftlichen Beratern von Genentech, an der Goldstein und Brown teilnahmen. Die beiden Wissenschaftler hatten noch nicht Platz genommen, als sie die Anwesenden im Raum fragten, ob sie die Veröffentlichung von Rath/Pauling über Lipoprotein(a) und Vitamin C gelesen hätten.

Hier waren die beiden Gurus, die jahrelang am Cholesterin-Herzinfarkt-Weltbild gezimmert hatten, das sich mit Hilfe der Pharmaindustrie zu einem Monster ausgewachsen hatte, das wohl noch am ehesten mit dem "Turm von Babel" verglichen werden kann. Und jetzt, mit der Entdeckung der Skorbut/Herzinfarkt-Verbindung hatte dieser milliardenschwere babylonische „Pharmaturm" ein Erdbeben der Stärke zwölf erlebt. Seine Baumeister wussten damals schon, dass von diesem Turm einmal kein Stein auf dem anderen bleiben würde.

Linus und ich malten uns mit großem Vergnügen das Ereignis aus, bei dem einer von uns in einem Vortrag die "wissenschaftliche Bombe" platzen lassen würde. Es sind zweierlei Dinge, wenn eine wissenschaftliche Entdeckung in einer wissenschaftlichen Zeitschrift veröffentlicht wird und wenn der Entdecker diese erstmals persönlich in einem Kreis von Kollegen vorstellt. Ich bekam eine Einladung zur Teilnahme an einer Konferenz über Atherosklerose für August 1990 im italienischen Venedig. Fast alle bedeutenden medizinischen Forscher und wissenschaftlichen Meinungsmacher auf dem Gebiet von Cholesterin und Herzkrankheit waren anwesend, darunter auch Daniel Steinberg von der Universität von Kalifornien in La Jolla sowie Antonio Gotto, der ehemalige Präsident der American Heart Association und jetzt Chef des Baylor College of Medicine in Houston, Texas.

Thema meines Vortrages war die Rolle von Antioxidantien bei der Vorbeugung der Herz-Kreislauf-Erkrankung. Am Ende meines Vortrages hatte ich mir vorgenommen, die Entdeckung der Lipoprotein(a)/Vitamin-C-Verbindung als Voraussetzung für die erfolgreiche Bekämpfung von Herzinfarkt und Schlaganfall bekannt zu machen. In der Mittagspause verteilte ich Kopien der Rath/Pauling-Veröffentlichung aus der Wissenschaftszeitschrift Proceedings der National Academy of Sciences. Von diesem Augenblick an war die Konferenz nicht mehr dieselbe. Die Stimmung schlug um, und Toni Gotto fasste diese Beerdigungsstimmung in seinem Vortrag wie folgt zusammen: "Wenn Rath und Pauling richtig liegen, ist sowieso alles anders!"

Rückblickend mag der ehemalige Präsident der Amerikanischen Herzgesellschaft diese Erklärung bedauert haben, damals jedoch war es ein überraschend ehrlicher Ausdruck davon, dass das medizinische Universum soeben grundlegend neu entworfen worden war.

Selbst am Linus Pauling Institut war die Irritation über diesen medizinischen Durchbruch zu bemerken, insbesondere auch deshalb, weil Linus Pauling selbst diese umwerfenden Erkenntnisse unterstützte. Für die Forscher und die Verwaltung des damaligen Linus Pauling Institutes war die wissenschaftliche Voraussage des Endes von Herzinfarkt und Schlaganfall schlicht unerhört. Als sich Wissenschaftler aus anderen Forschergruppen des Pauling-Institutes aus Interesse meiner Arbeitsgruppe anschließen wollten, wurden sie von ihren Kollegen zurückgehalten. Sie wurden mit den Worten abgeschreckt: "Wer mit Dr. Rath arbeitet, ruiniert seine Karriere." Heute wissen wir natürlich, dass genau das Gegenteil der Fall ist. Diejenigen Wissenschaftler, die sich dieser neuen Forschungsrichtung anschlossen, gehören zu den Gewinnern.

Besonders bemerkenswert waren die Umstände der Veröffentlichung wissenschaftlicher Abhandlungen in den Proceedings of the National Academy of Sciences. Diese wissenschaftliche Zeitschrift ist einzigartig, weil es nur einem sehr exklusiven Kreis von Autoren gestattet ist, dort zu veröffentlichen. Die Mitglieder der Akademie können jedes Jahr eine bestimmte Zahl von wissenschaftlichen Arbeiten veröffentlichen, ohne dass diese einer Zensur unterliegen. Zwischen Linus und mir gab es eine unausgesprochene Vereinbarung, dass ich die Beiträge schreibe und er sie zur Veröffentlichung in dieser renommierten Zeitschrift einreicht.

Die ersten beiden Arbeiten wurden in der Zeitschrift der Akademie ohne Probleme veröffentlicht. Doch dann formierte sich hinter den Kulissen der Widerstand. Für die dritte Veröffentlichung, eine Grundlagenarbeit, hatte ich Linus den nicht unbescheidenen Titel vorgeschlagen: "Die Lösung des Rätsels der

Herz-Kreislauf-Erkrankung: Ihre Hauptursache ist Vitamin-C-Mangel, der zu einer Ablagerung von Lipoprotein(a) und Fibrin/Fibrinogen in der Gefäßwand führt." Linus Pauling legte der Wissenschaftsakademie diesen Beitrag vor. Der Chefredakteur antwortete, dass er ihn veröffentlichen würde, wenn wir mit einigen kleineren Änderungen einverstanden seien. Wir waren einverstanden. Doch plötzlich änderte der Chefredakteur seine Meinung. Gegen alle Regeln der Meinungsfreiheit für Akademiemitglieder entschloss er sich, das von uns eingereichte Manuskript der Zensur zu unterwerfen. Die Inquisitoren lehnten die Veröffentlichung dieses bahnbrechenden Beitrages mit der Bemerkung ab: "Da es kein Rätsel der Herz-Kreislauf-Erkrankung gibt, kann es für dieses Rätsel auch keine Lösung geben."

Ich erinnere mich, wie ich mit Linus über diese unverhohlene Zensur wissenschaftlicher Erkenntnisse und die Unterdrückung der Wahrheit sprach. Wir waren uns einig, dass wir das Spiel dieser Interessengruppen nicht mitspielen würden, die Veröffentlichung dieser wissenschaftlichen Sensation mit immer neuen Anforderungen und Kompromissen hinauszuzögern.

Wir beschlossen die sofortige Veröffentlichung dieser bahnbrechenden Arbeit im kanadischen Journal of Orthomolecular Medicine. Ich konnte der Versuchung nicht widerstehen, das Zitat aus einem Brief in das Vorwort aufzunehmen, den der Astronom Johannes Kepler 1630 an Galilei schrieb: "Mein lieber Kepler, was sagen Sie zu den führenden Philosophen hier, denen ich tausendmal angeboten habe, meine Studien zu lesen, und die mit der Trägheit einer Schlange, die sich sattgegessen hat, sich weigerten, die Planeten oder den Mond oder auch nur ein Teleskop anzusehen? Wahrlich, so wie Schlangen ihre Ohren verschließen, so verschließen die Menschen ihre Augen vor dem Licht der Wahrheit."

Ich schrieb auch eine kurze Einführung zu dieser Veröffentlichung, in der ich über die Zensur dieses Durchbruchs durch die Akademie der Wissenschaften berichtete. Ich wollte, dass die Menschen nie wieder vergessen, dass es so mächtige Interessengruppen in Wissenschaft und Medizin gibt, dass sie die Veröffentlichung der medizinischen Wahrheit ohne mit der Wimper zu zucken verhindern können. In diesem Fall war die Wahrheit so wichtig, dass sie das Leben von Millionen Menschen hätte retten können.

Ich erinnere mich, wie ich mit Linus über diese Zensur sprach und zu ihm sagte: "Eines Tages werden Wissenschaftshistoriker die Verantwortlichen für die Ablehnung dieser Veröffentlichung verantwortlich machen. In deren Haut möchte ich nicht stecken. Sie tragen die Verantwortung für unnötiges Leiden und vorzeitiges Sterben von Tausenden, vielleicht Millionen Menschen." Linus stimmte zu. Es bleibt zu wünschen, dass dieses Buch so viel Interesse weckt, dass dieser Aufarbeitungsprozess durch Historiker bald begonnen wird.

Über all die Monate unserer Zusammenarbeit zweifelten weder Linus noch ich daran, dass wir Geschichte schrieben. Unsere einzige Frage war, wie lange es dauern würde, bis die ganze Welt von diesem medizinischen Durchbruch erfahren würde, um ihn dann zu nutzen.

Im nächsten Kapitel dieses Buches fasse ich die Meilensteine dieses historischen Prozesses über die letzten zehn Jahre zusammen. Im übernächsten Kapitel zeige ich die Hindernisse auf, die überwunden werden mussten, um diesem historischen Prozess zum Durchbruch zu verhelfen. Diese beiden Kapitel haben den Titel dieses Buches geprägt: "Im Namen der Menschheit."

Meilensteine

des medizinischen Durchbruchs

THE GOAL OF ELIMINATING
HEART DISEASE AS THE
MAJOR CAUSE OF DEATH
AND DISABILITY IS
NOW IN SIGHT!

Matthias Rath and Linus Pauling

Das Ziel der Auslöschung der Herzkrankheit als Hauptursache von Tod und Invalidität ist jetzt in Sicht!

Matthias Rath und Linus Pauling

Wissenschaftliches Erdbeben

Um die Bedeutung dieses medizinischen Durchbruchs für die Gesundheit der Menschheit weltweit nachvollziehen zu können, lade ich meine Leser ein, sich einmal mit mir zehn Jahre zurückzuversetzen. Als ich Ende 1989 nach Amerika kam mit der Entdeckung im Koffer, dass die Herzkrankheit als Todesursache Nummer eins bald der Vergangenheit angehören würde, waren Vitamine verpönt. In den Medien und der Ärzteschaft wurden sie allenthalben lächerlich gemacht. Kein Mensch kannte die Gesundheitsbedeutung von Vitaminen bei der Vorbeugung von Herz-Kreislauf-Erkrankungen und anderen Volkskrankheiten.

Das war natürlich kein Zufall. Mehr als ein Jahrhundert lang hatte die Pharmaindustrie systematisch daran gearbeitet, Vitamine und andere nicht patentierbare Therapien in Verruf zu bringen, um ihren globalen Markt für patentierbare verschreibungspflichtige Medikamente zu etablieren. Sie waren nicht nur in die medizinischen Fakultäten, sondern auch in Regulierungsbehörden wie die US-Bundesverwaltung für Nahrungs- und Arzneimittel FDA eingedrungen, um den Wettbewerb auf Grund der medizinischen Verwendung von Vitaminen und anderen Naturheilkundetherapien auszuschalten.

Vitaminprodukte konnten ohne angemessene zugehörige Informationen zur Gesundheit nicht verkauft werden. Ein Reformkosthersteller, der diese strikten Gesetze missachtete, tat dies auf eigene Gefahr und Risiko. Die Verbreitung von Informationen über die Gesundheit im Zusammenhang mit Vitaminprodukten galt als kriminelle Handlung, weil dies – im Sinne der von der Pharmaindustrie veranlassten Gesetze – den Tatbestand des Verkaufs eines nicht zugelassenen Medikaments erfüllte und damit ein kriminelles Delikt darstellte.

Diese Gesetze waren selbstverständlich nicht im Interesse von hunderten Millionen Menschen in Europa oder den USA erlassen worden, sondern um den Interessengruppen zu dienen, die

die Pharmaindustrie zielgerichtet als Investmentbranche aufgebaut hatte. Um ihren Einfluss auf die Legislative zu behalten, baute die Pharmaindustrie ihre Lobbyisten in höchste Staatsämter. Es war doch kein Zufall, dass der erste Job im Leben des jungen Helmut Kohl der eines Pharmalobbyisten bei der BASF war, die ihn danach zielgerichtet zum Politiker aufbaute.

In den USA übersteigt die Zahl der Pharmalobbyisten die Zahl der Abgeordneten um das Doppelte. Auf jeden Senator und Kongressabgeordneten kommen zwei von der Pharmaindustrie bezahlte Lobbyisten die rund um die Uhr versuchen, die Gesetzgebung der USA im Interesse der Pharmaindustrie zu beeinflussen.

Diese Politik der Einschüchterung durch willkürliche Kriminalisierung des Vitaminverbrauchs im Interesse der Pharmaindustrie verfehlte ihre Wirkung weder in Europa noch in den USA. Die Reformhäuser und Hersteller von Vitamin- und Naturheilkundeprodukten hatten vor dieser Einschüchterungsstrategie bereits kapituliert. Kein Vitaminunternehmen hätte damals ein Produkt auf den Markt bringen können, das lebensrettende Gesundheitsinformationen über Vitamine enthielt. Dieses Unternehmen hätte nicht nur das Produkt zurückziehen müssen, sondern deren Geschäftsführer wären auch von Gefängnisstrafen bedroht worden.

Die Einschüchterung durch Pharmaprotektionsgesetze hatte aber noch schlimmere Folgen. Da Gesundheitsinformationen im Bezug auf Vitamine nicht verwendet werden durften, gaben Vitaminunternehmen kaum oder gar keine Gelder für Forschung und Dokumentierung der Gesundheitsbedeutung von Vitaminen und anderen Naturheilverfahren aus.

Das 20. Jahrhundert wird als das "Jahrhundert des medizinischen Mittelalters" in die Geschichte eingehen. Unter dem Einfluss der Pharmaindustrie wurden die Kenntnisse über die Gesundheitsbedeutung von Vitaminen, Mineralstoffen, Aminosäuren und anderen lebenswichtigen Zellbrennstoffen zensiert, geächtet, in Verruf gebracht und sogar kriminalisiert.

Als direkte Folge starben weltweit hunderte Millionen Menschen an Gesundheitsproblemen, die keine echten Krankheiten waren. Es waren die Folgen von vermeidbarem Vitaminmangel.

Doch wie hätten Millionen Menschen dies wissen sollen, wenn es ihnen niemand sagte? Wie hätten sie es von ihren Ärzten erfahren sollen, wenn auch diese durch Zensur und Desinformation während der Arztausbildung – und ohne sich dessen bewusst zu sein – zur Verkaufstruppe der Pharmaindustrie ausgebildet wurden, statt die grundlegende und umfassende Bedeutung effektiver Vitamintherapien und anderer Naturheilverfahren zu erlernen?

Wer konnte sich dagegen wehren, wenn die von millionenschweren Werbeetats der Pharmaindustrie abhängigen Massenmedien in regelmäßigen Abständen Vitamine in Verruf brachten und mit Lügenmärchen über angebliche Nebenwirkungen die verunsicherten Patienten zurück in die Arme der Pharmaindustrie trieben?

Das war der Stand der Dinge, als ich mit der Entdeckung nach Amerika kam, dass die Herzkrankheit durch Vitamine und bestimmte andere Nahrungsergänzungsstoffe weitgehend ausgemerzt werden kann. Vor diesem Hintergrund wird die Bedeutung der im letzten Jahrzehnt zurückgelegten Meilensteine deutlich, die ich auf den folgenden Seiten zusammengefasst habe.

Wenn ich diesen Bericht schreibe, will ich natürlich nicht den Eindruck hinterlassen, dass ohne Dr. Rath noch tiefes medizinisches Mittelalter herrschen würde, wie dies Ende der 80er Jahre der Fall war. Im Gegenteil. Viele Menschen, Wissenschaftler, engagierte Ärzte, Patienten und viele andere haben in den letzten zehn Jahren dazu beigetragen, Vorurteile gegen Vitamintherapien und Naturheilverfahren abzubauen.

Die Tatsache bleibt jedoch, dass ohne meine Entdeckungen auf dem Gebiet der Vitamin-Herzinfarkt-Forschung, ohne die Begründung der Zellular-Medizin und ohne die Entschlossenheit, diese gegen die mächtigen Interessen der Pharmaindustrie zu verfechten, folgende Meilensteine auf diesem historischen Weg erst viel später oder gar nicht erreicht worden wären:

- Vitamine und andere lebenswichtige Nahrungsergänzungsstoffe sind Bestandteil der Schulmedizin geworden. Zwei von drei Ärzten in Europa wenden Vitamine und andere Naturheilverfahren in ihrer täglichen Praxis bereits an. Vor zehn Jahren waren dies weniger als zehn Pozent.

- Im Jahr 2001 bieten mehr als 80 Prozent aller medizinischen Fakultäten in den Vereinigten Staaten Kurse zu Ernährungsmedizin an. Dazu gehören u.a. Harvard, Stanford, John Hopkins und andere Hochburgen der Pharmamedizin. Vor der Veröffentlichung meiner Entdeckungen vor zehn Jahren bot kaum eine medizinische Universität derartige Kurse an.

- 1994 richtete das Nationale Gesundheits-Institut der USA (National Institutes of Health) in Bethesda ein "Büro für Alternativmedizin" ein. Unter anderem vergibt diese Einrichtung Stipendien der US-Regierung für Vitaminstudien in den USA. Nichts dergleichen hatte es in der einhundertjährigen Geschichte dieser höchsten medizinischen Institution der USA je gegeben.

- In den letzten zehn Jahren hat sich der US-Vitaminmarkt von $ 3 Milliarden Jahresumsatz auf $ 17 Milliarden mehr als verfünffacht. In Europa ist der Prozentsatz der Menschen, die regelmäßig Vitamine einnehmen, während dieser Zeit von weniger als fünf auf mehr als zwanzig Prozent gestiegen.

- Die Bedeutung der Vitamine in der Öffentlichkeit änderte sich in verblüffender Weise. Von belächelten und verspotteten Substanzen zu Inhaltsstoffen, die inzwischen fast jedes Produkt aufwerten, von der Seife bis zum Shampoo. Der Automobilhersteller Citroën nutzt Vitamine sogar im übertragenen Sinn als Verkaufsknüller: Er bietet seine Cabrios auf zitronengelbem Hintergrund mit dem Werbeslogan "Vitamin C" an.

- Weltweit treffen Millionen Menschen jetzt auf Grund wissenschaftlicher Fakten bewusst die Entscheidung, regelmäßig Vitamine zu sich zu nehmen. Sie fördern damit ihre Gesundheit in einer bisher nicht da gewesenen Weise.

Zusammengefasst ereignete sich in den letzten zehn Jahren des 20. Jahrhunderts eine der größten Umwälzungen in der Geschichte der Medizin. Die Menschheit ist auf Grund des hier dargestellten wissenschaftlichen Durchbruchs auf dem Gebiet der Vitamintherapie in der Lage, den "eisernen Vorhang" der Unwissenheit zu zerreißen, der die Gesundheitsbedeutung der Vitamine im Interesse des "Pharma-Geschäfts mit der Krankheit" verdeckt hatte.

Diese globale Umwälzung der Medizin und im Gesundheitswesen, die im Laufe des letzten Jahrzehnts stattgefunden hat, hat bereits Millionen Leben gerettet.

Im nächsten Abschnitt meines Buches beschreibe ich die Meilensteine, die während dieses Jahrzehnts erreicht wurden und diesen Fortschritt möglich gemacht haben.

Revolution der Naturheilkunde in den USA 1990 - 2000

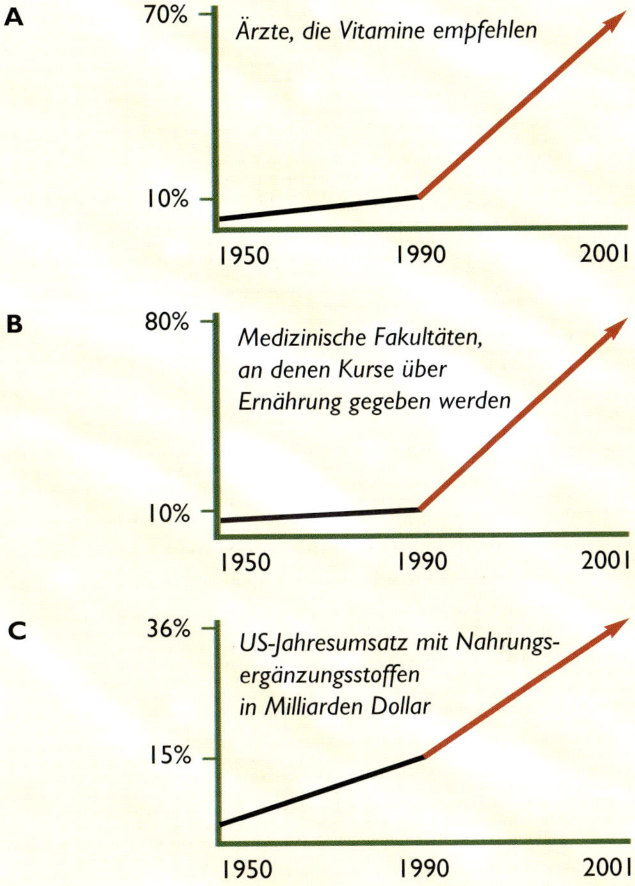

Veränderung des Prozentsatzes in den USA von 1990 bis 2000 bei:

A. Ärzten, die Vitamine empfehlen

B. medizinischen Fakultäten, an denen Kurse über Ernährung abgehalten werden

C. US-Jahresumsatz mit Nahrungsergänzungsstoffen

Meilensteine

Die Meilensteine des wissenschaftlichen Durchbruchs

Der erste Meilenstein dieses Durchbruchs war die Entdeckung der Verbindung zwischen Lipoprotein(a) und Vitamin-C-Mangel, den ich bereits zu Beginn dieses Buches beschrieben habe. Es war dieses eine Molekül Lipoprotein(a), das mein wissenschaftliches Interesse geweckt hat und damit alle weiteren Ereignisse beeinflusste. Glücklicherweise kannte ich zu diesem Zeitpunkt schon Linus Pauling und seine Arbeit über Vitamin C. Es war dann mein Privileg als Wissenschaftler, die bahnbrechende Entwicklung zwischen dem Risikofaktor Lipoprotein(a) und einem Mangel an Vitamin C machen zu können, eine Schlüsselentdeckung auf dem Weg zur Ausmerzung von Herz-Kreislauf-Erkrankungen.

Ein wichtiger Teil dieses Schrittes war auch die Tatsache, dass sich mit Linus Pauling ein zweifacher Nobelpreisträger hinter meine Entdeckungen stellte und mir die Möglichkeit bot, diese Arbeit an seinem Institut weiterzuentwickeln. Ohne Linus Pauling hätten meine Entdeckungen nicht die sofortige Aufmerksamkeit erzielt, die so wichtig ist für alle großen Veränderungen in der Geschichte.

In einer unserer letzten Unterhaltungen vor seinem Tode im August 1994 sprachen Linus und ich über die Frage, wie die Geschichte einst seinen Beitrag zum Durchbruch in der Vitaminforschung sehen würde. Ich sagte: „Linus, die Geschichte wird Dir eines Tages danksagen für drei Dinge, die unerlässlich waren für den Durchbruch in der Vitaminforschung: Erstens hast Du 20 Jahre lang das Banner der Gesundheitsbedeutung von Vitaminen hochgehalten während einer Zeit, in der Vitamine durch die Pharmaindustrie buchstäblich verteufelt wurden. Zweitens hast Du die Bedeutung meiner Entdeckung über die Verbindung von Lipoprotein(a) und Vitamin C erkannt und mich ermutigt, weiterzumachen. Und schliesslich hast Du Deine ganze Reputation als Nobelpreisträger hinter den bruch in der Vitamin-Herz-Kreislauf-Forschung gelegt und ihr damit einen Schub gegeben, der entscheidend sein könnte, das Ziel zu erreichen." Linus überlegte kurz und stimmte dann zu.

Sehr früh hatte er gesehen, dass die Entdeckungen der Vitamin-C-/ Skorbut-/ Herzinfarkt-Verbindung seinem 20 Jahre langen Kampf um die Anerkennung der Gesundheitsbedeutung von Vitaminen einen entscheidenden Schub geben würde. Die Zusammenarbeit mit Linus Pauling war deswegen keine Einbahnstraße. Meine Arbeiten boten dem zweifachen Nobelpreisträger die Möglichkeit, im Bereich der damals verpönten Vitaminforschung umfassend rehabilitiert zu werden. Ein solcher Durchbruch war ihm in seinem eigentlichen Interessensgebiet, der Forschung von Vitamin C und Erkältungskrankheiten (common cold) und Vitamin C und Krebs, bis dahin nicht gelungen.

Meilenstein:
Die Information an die Ärzteschaft weitergeben

Der nächste Meilenstein in diesem historischen Prozess war der umfassende Versuch, diesen medizinischen Durchbruch an die medizinische und wissenschaftliche Welt weiterzugeben.

Warum der Chefarzt der kardiologischen Abteilung der Harvard-Universität gehen musste

Ich erinnere mich, dass ich Kopien meiner wissenschaftlichen Arbeiten an die führenden Wissenschaftler und Ärzte schickte, die im Bereich der Herz-Kreislauf-Forschung tätig waren. Alle wussten sie, dass ich Recht hatte, aber nur einer wagte es, in einer konstruktiven Art zu antworten. Professor Valentin Fuster, der zu dieser Zeit Chefarzt der kardiologischen Abteilung der Harvard-Universität war, schrieb mir: „Wahrscheinlich haben Sie Recht mit Ihrer Voraussage über die Gesundheitsbedeutung von Vitaminen." In demselben Brief kündigte Professor Fuster an, dass seine eigene Abteilung jetzt die Forschung in diesem Bereich aufnehmen würde.

HARVARD MEDICAL SCHOOL —— MASSACHUSETTS GENERAL HOSPITAL

VALENTIN FUSTER, M.D., Ph.D.
Mallinckrodt Professor
of Medicine

Chief, Cardiac Unit
32 Fruit Street
Bulfinch Bldg., Room 105
Boston, MA 02114
Tel. 617-726-2887
Fax 617-726-7419

July 6, 1992

Matthias Rath, M.D.
Linus Pauling Institute of Science and Medicine
440 Page Mill Road
Palo Alto, CA 94306-2025

Dear Dr. Rath:

Unfortunately your letter a few months ago was misfiled and I found it just yesterday.

I just read your article written with Dr. Pauling on the role of ascorbic acid deficiency in vascular disease. It is an excellent article which points out the many roles of Vitamin C in the regulation of vascular processes. You may be interested to know that our own group is getting involved in this line of research. You may be quite correct in your predictions of the importance of ascorbate.

Thank you very much again for your confidence in writing to me. I wish you the best.

Sincerely,

VFuster/aw

Valentin Fuster, M.D., Ph.D.

VF/aw

Ich veröffentlichte den Brief von Prof. Fuster an mich als ein Zeichen der Unterstützung durch medizinische Koryphäen für diesen Durchbruch in der Vitamin-Herzinfarkt-Forschung. Die Tatsache, dass ich den Brief von Prof. Fuster veröffentlichte, war seiner Karriere als Chefarzt an der Harvard-Universität nicht unbedingt dienlich. Kurze Zeit später wurde er von dieser Position „aus politischen Gründen" abgeschoben.

In der Zwischenzeit ist Prof. Fusters Forschung zu einer „leisen Unterstützung" für diesen medizinischen Durchbruch geworden. So unterstützt Prof. Fuster öffentlich die neue Definition der atherosklerotischen Ablagerung in der Arterienwand als eine Art „biologischen Gipsverband" für die geschwächte Arterienwand. Unglücklicherweise und wider besseres Wissen vermeidet es Prof. Fuster jedoch, die wichtigste Frage von allen zu beantworten: Was ist die Hauptursache für diese schwachen Arterien? Die Antwort ist eine Binsenweisheit: Vitaminmangel!

Erstaunlicherweise hat Prof. Fuster in der Zwischenzeit ein Standardwerk zur Atherosklerose veröffentlicht, das durch die Amerikanische Herzgesellschaft (*American Heart Association*) empfohlen wird und für Generationen von zukünftigen Ärzten meinungsbildend ist. Auf über 1600 Seiten dieses „Standardwerkes" der Herz-Kreislauf-Forschung ist Vitamin C noch nicht einmal erwähnt!

Ich kann daraus nur schließen, dass der Druck auf Prof. Fuster durch das medizinische Establishment und diejenigen, die das Geschäft mit der Krankheit betreiben so groß geworden ist, dass er die wissenschaftliche Wahrheit nicht mehr sagen kann oder darf.

Sie, die Leser dieses Buches, Sie, die betroffenen Patienten, müssen alle verstehen, dass niemand diesen bedauernswerten Zustand verändern kann außer Ihnen selbst. Dieses Buch ist mit dem Ziel geschrieben, alle zu unterstützen, die erkennen, dass das Geschäft mit der Krankheit und all die Mechanismen, die die Wahrheit unterdrücken, gestoppt werden müssen und dass Gesundheit ein Menschenrecht werden muss.

Ich glaube, wenn wir zusammen die Gesundheitsbedeutung von Vitaminen weiterverbreiten helfen, dann werden auch die führenden medizinischen Institutionen folgen. Dann ist es nur noch eine Frage der Zeit, bis führende Wissenschaftler und medizinische Meinungsmacher auf den vorhandenen Vitamin-C-Zug aufspringen.

Aufforderung an die Kardiologen der Welt, die Ausmerzung der Herz-Kreislauf-Erkrankung zu unterstützen.

Ein weiterer Meilenstein in diesem historischen Prozess war die Weitergabe dieses medizinischen Durchbruchs an die führenden Herzspezialisten der Welt.

Ein weiteres Ereignis, an das ich mich erinnere, ist die Verteilung von Kopien all meiner wissenschaftlichen Publikationen während der Jahrestagung der Amerikanischen Herzgesellschaft in Los Angeles im November 1991. Anlässlich dieser Tagung war ein spezielles Wissenschaftssymposium zu Lipoprotein(a) organisiert worden. Offensichtlich hatte dieses Molekül eine solche Anziehungskraft gewonnen, dass die führenden Wissenschaftler im Bereich der Herz-Kreislauf-Forschung sich in einem Konferenzraum im Hilton-Hotel in Anaheim trafen mit dem Ziel, den Schleier zu lüften der noch über diesem Molekül hing. Unser Beitrag zu diesem Meeting war die Zusammenstellung unserer wissenschaftlichen Publikationen, wie dieses Molekül den Weg zur Ausmerzung der Herz-Kreislauf-Erkrankung ebnet.

Meine Kollegin, Frau Dr. Niedzwiecki, verteilte diese Sammlung vor Beginn der Konferenz und stellte sicher, dass auf jedem Stuhl eine solche Publikationsmappe lag. Keiner der anwesenden Wissenschaftler und Ärzte konnte dies übersehen. Am Podium vorne hielten Wissenschaftler Vorträge über die fünfzigste „schlimme" Eigenschaft des Lipoprotein(a)-Moleküls im Körper, aber interessanterweise hörte kaum jemand zu. Alle lasen sie mit Erstaunen die Publikationen, die aufzeigten, dass es genau dieses Molekül ist, das den Weg ebnen wird, das Rätsel um die Herz-Kreislauf-Krankheit aufzulösen.

Um das Ausmaß dieses Ereignisses richtig einschätzen zu können, stellen Sie sich mal folgendes vor: Sie sind einer von 15.000 Ärzten, die das Privileg haben, zu einem der wichtigsten jährlichen Ereignisse der Kardiologie weltweit eingeladen zu werden. Nur eine auserwählte Gruppe von Kardiologen hat überhaupt die Gelegenheit, diese Konferenzen zu besuchen. Das Konferenzprogramm war mehr als 100 Seiten dick und listete mehrere hundert Vorträge und über 1.000 Posterpräsentationen über jedes Detail der Herz-Kreislauf-Erkrankung auf. Die Herz-Kreislauf-Erkrankung – so hatte es den Anschein sowohl für den erfahrenen Wissenschaftler als auch den jungen Kardiologen – war ein einziges großes Rätsel mit einer

Vielzahl von Facetten auf der Ebene von Organen, Zellen und Molekülen. Das Rätsel erschien so kompliziert, dass es wohl niemals gelöst werden konnte. So musste es jedenfalls den Anschein haben.

Und hier waren die wissenschaftlichen Veröffentlichungen von Dr. Rath, dem Arzt und Wissenschaftler, den alle durch seine Veröffentlichungen über Lipoprotein(a) kannten. Dieser junge Arzt kündigte stolz die Lösung des gesamten Herz-Kreislauf-Problems an. Noch erstaunlicher war die Tatsache, dass die Lösung, die der junge Arzt anbot, nichts mit einer neuen chirurgischen Technik, einem medizinischen Instrument oder einem neuen Pharmapräparat zu tun hatte. Die Lösung, die er anbot, war die optimale Nutzung eines der ältesten, weit verbreitetsten und preiswertesten Substanzen – Vitamin C. Versetzen Sie sich einmal in die Lage der Forscher oder der Ärzte, die diese Informationen erhielten. Sie reagieren sehr wahrscheinlich mit Unglauben und Ablehnung. Wahrscheinlich hätten sie gesagt: „Es kann einfach nicht sein, dass die Lösung des Rätsels der weit verbreitetsten Krankheit unserer Zeit so einfach ist!" Aber genau dies ist der Fall. Interessanterweise ist es genau diese Einfachheit und Logik, die im Verlauf der nächsten Jahre zum größten Hindernis für Ärzte und Wissenschaftler wurde, diesen medizinischen Durchbruch zu akzeptieren. Ich könnte noch viele Geschichte über irritierte Ärzte und medizinische Institutionen erzählen. Aber dies ist nicht der Zweck dieses Buches. Wir sahen es als unsere Aufgabe und Verantwortung an, die internationale Forschungs- und Kardiologengemeinschaft über diesen medizinischen Durchbruch zu informieren. Wir wollten, dass keiner von ihnen mehr sagen kann: „Wir haben es nicht gewusst".

Meilenstein:
Die erste patentierte Therapie der Welt zur natürlichen Umkehr der Herz-Kreislauf-Erkrankung

Der nächste Meilenstein war die Beantragung eines Patentschutzes für diesen medizinischen Durchbruch. Wir wussten sehr früh, dass der einzige Weg, wie diese Entdeckung von Millionen Menschen genutzt werden kann, es wäre, Produkte zu entwickeln, die auf dieser Entdeckung beruhen und zur Vorbeugung und Behandlung von Herz-Kreislauf-Erkrankungen eingesetzt werden können. Aufgrund der Struktur des Gesundheitswesens und der Bedeutung von Patenten für die Entwicklung neuer Therapieverfahren entschieden wir uns frühzeitig zur Patentanmeldung für diesen medizinischen Durchbruch. Die ersten Patente wurden zu Beginn des Jahres 1990 eingereicht und schließlich erhielten wir den Patentschutz für den therapeutischen Einsatz von Vitamin C, Lysin und anderen

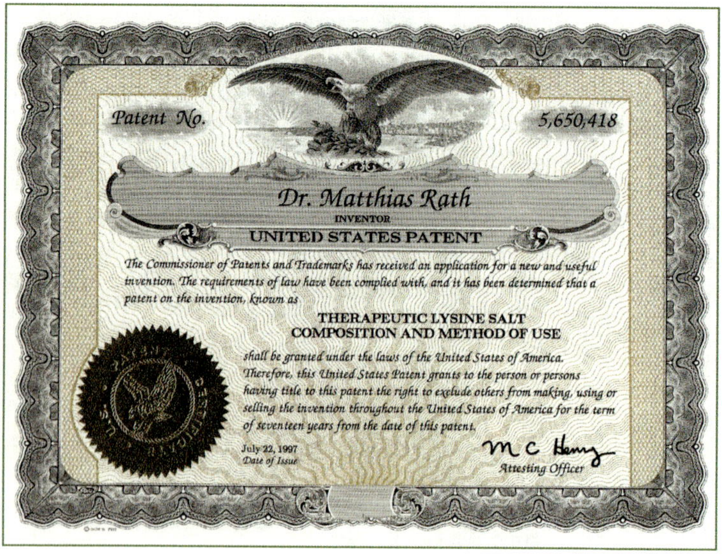
Patent No.
5,650,418
Dr. Matthias Rath
INVENTOR
UNITED STATES PATENT
The Commissioner of Patents and Trademarks has received an application for a new and useful invention. The requirements of law have been complied with, and it has been determined that a patent on the invention, known as
THERAPEUTIC LYSINE SALT COMPOSITION AND METHOD OF USE
shall be granted under the laws of the United States of America.
Therefore, this United States Patent grants to the person or persons having title to this patent the right to exclude others from making, using or selling the invention throughout the United States of America for the term of seventeen years from the date of this patent.
July 22, 1997
Date of Issue
Attesting Officer

Das letzte einer Reihe vom US-Patentamt erteilter Patente für die natürliche Vorbeugung und Umkehr der Herz-Kreislauf-Erkrankung.

essentiellen Nahrungsergänzungsstoffen für die Verhinderung und die Behandlung von Herz-Kreislauf-Erkrankungen.

Für jeden Patentprozess ist das Datum, an dem die Patentanmeldung erfolgt entscheidend. Die Anmeldung unserer Patente zu Beginn von 1990 erlaubten es uns in Gespräche mit Pharmafirmen einzutreten, ohne Angst haben zu müssen, dass sie sich diese Entdeckung aneignen würden, es sei denn durch ein Lizenzabkommen. Dies war eine entscheidende Voraussetzung, um die Kontrolle über diese wissenschaftliche Entdeckung zu behalten und sie nicht der Gnade und Ungnade eines Pharma-Unternehmens auszuhändigen. Dies war umso wichtiger, als dass wir sicherstellen mussten, dass diese Patente niemals in die falschen Hände fallen durften. Wären diese Patente zum Beispiel einer Pharmafirma in die Hände gefallen, welche Millionenumsätze im Bereich von Herz-Kreislauf-Medikamenten hat, so wäre dies das Ende dieses medizinischen Durchbruchs gewesen. Die Patente wären auf Eis gelegt worden und wären lediglich dazu missbraucht worden, allen anderen die Nutzung dieses medizinischen Durchbruchs zu untersagen. Diese Überlegungen zeigen, dass die Voraussetzung für den langfristigen Erfolg dieses historischen Prozesses eine klare Analyse der bestehenden Verhältnisse im Gesundheitswesen war. Ebenso wichtig war, die richtige Strategie zu entwickeln, um das kleine Pflänzchen dieses für die gesamte Menschheit betreffenden medizinischen Durchbruchs zu schützen. Diese Überlegungen aus dem Jahre 1990 zeigen, dass die Chancen, dass dieser medizinische Durchbruch 10 Jahre später der gesamten Menschheit überhaupt zur Verfügung stehen würde 1 : 1000 dagegen waren.

Dies war lediglich das erste Patent und weitere wurden angemeldet. Die Tatsache bleibt jedoch, dass die Entscheidung, diese Naturformulas zu patentieren, um langfristig der Menschheit einen Dienst zu erweisen, ein Meilenstein in diesem historischen Prozess war.

Meilenstein:
Wie das „Geschäft mit der Krankheit" durch die Pharmaindustrie demaskiert wurde

Nachdem wir die Patente angemeldet hatten, kontaktierten wir mehrere Pharmafirmen, um herauszufinden, inwieweit diese bereit waren, ihre finanzielle Kraft und ihr Marketingpotential dazu einzusetzen, diesen medizinischen Durchbruch weltweit zu verbreiten. Um unsere Verhandlungsposition weiter zu verbessern, gründeten Linus Pauling und ich sogar eine kleine Firma mit Namen *Therapie 2000.* Da Linus bereits 91 Jahre alt war, war die Rollenaufteilung klar: Er würde die Firma mit seinem Namen unterstützen und ich musste die Arbeit organisieren.
Um möglichst rasch voranzukommen, schloss ich einen Beratervertrag mit einem bekannten Biotechnologieconsultant, Dr. Alexander Cross. Dr. Cross war der frühere Vizepräsident von *Syntex*, einer der ersten Biotechnologiefirmen im Silicon Valley. Dr. Cross hatte aufgrund seiner früheren Tätigkeit gute Kontakte zu Pharmafirmen sowohl in den USA als auch in Europa. Er kontaktierte und besuchte persönlich mehr als ein Dutzend Pharmafirmen, um sie dafür zu interessieren, diesen medizinischen Durchbruch weltweit verbreiten zu helfen.

Auch die Anstrengungen von Dr. Cross endeten trotz seines Einsatzes ohne Ergebnis. Keine der Pharmafirmen, die er kontaktierte, zeigte auch nur den Ansatz von Interesse, ein Produkt auf der Basis dieses medizinischen Durchbruchs zu entwickeln. Die meisten der kontaktierten Firmen waren involviert in der Entwicklung von Cholesterinsenkern und fürchteten deshalb, dass eine Verlagerung des Forschungsschwerpunktes auf die Stabilisierung der Arterienwand all die Investitionen, die in die Cholesterinsenkerentwicklung gegangen sind, gefährden würden. Der Hauptgrund für das nicht vorhandene Interesse von Pharmafirmen an diesem medizinischen Durchbruch war noch viel einfacher: Die Entwicklung eines Therapieverfahrens, das Vitamine einschloss, war für Pharma-Unternehmen damals völlig undenkbar. Jede Vitaminstudie die, die Gesundheitsbeheitsbedeutung dieser Naturstoffe dokumentierte, war ein Sargnagel für das Milliardengeschäft mit lediglich symptomorientierten Pharmapillen.

Ich besuchte persönlich verschiedene Pharmafirmen, einschließlich Hoffmann-LaRoche, um sie zu einer Zusammenarbeit zu einer erfolgreichen Bekämpfung der Herz-Kreislauf-Erkrankung zu bringen. Aber diese waren einzig und alleine an ihrem eigenen Nutzen interessiert. Das traurige Kapitel über den Schweizer Pharma-Multi Hoffmann-LaRoche werde ich in einem späteren Abschnitt dieses Buches über die illegalen Preisabsprachen des Vitaminkartells mit Ihnen teilen.

Der Schering-Konzern, die „Pille“ und das „Geschäft mit der Krankheit“

Ein weiterer wichtiger Versuch in meinem Bemühen, einen starken Partner zu finden, um diesen medizinischen Durchbruch weltweit verbreiten zu helfen, war meine Kontaktaufnahme mit dem Schering-Konzern in Berlin. Im Sommer 1990 besuchte ich das Hauptquartier von Schering in Berlin. Nach einem kurzen Treffen mit dem Geschäftsführer Herrn DeVito, traf ich mich mehrere Stunden lang mit den führenden Herz-Kreislauf-Forschern dieses Konzerns.

Einer der Gründe, warum ich glaubte, dass Schering interessiert sein müsste, diesen Durchbruch im Bereich der Vitamin- und Herz-Kreislauf-Forschung zu fördern, war folgende Tatsache: Schering ist einer der Weltmarktführer im Bereich von Empfängnisverhütungsmitteln (die „Pille“). Eines der größten Gesundheitsprobleme, das mit der Langzeiteinnahme von hormonellen Empfängnisverhütungsmitteln verbunden ist, ist das um ein mehrfach erhöhte Risiko von Herz-Kreislauf-Erkrankungen. Gleichzeitig hatten mehrere wissenschaftliche Untersuchungen ergeben, dass die Einnahme von hormonellen Empfängnisverhütungsmitteln das Körperreservoir an Vitamin C drastisch verringert.

Eins und eins macht bekanntlich zwei und meine Entdeckung über die Bedeutung von Vitaminmangel für die Entstehung von Herz-Kreislauf-Erkrankungen konnte erstmals diese schwerwiegenden Nebenwirkungen der Langzeiteinnahme der „Pille" erklären. Die von Schering hergestellten hormonellen Empfängnisverhütungsmittel verursachten in Millionen Frauen eine Frühform von Skorbut, eine Schwächung der Arterienwände und schließlich die Entstehung von Atherosklerose, Herzinfarkt und Schlaganfall. Meine Entdeckungen ermöglichten es Schering erstmals, diese tödlichen Risiken zu minimieren, die mit dem Langzeitgebrauch ihrer Produkte zwangsläufig verbunden waren. Ich war überzeugt, dass der Schering-Konzern eine direkte wissenschaftliche und ethische Verantwortung hatte, um diese Forschung über Vitamine und Vorbeugung von Herz-Kreislauf-Erkrankungen aktiv zu fördern. Hätten sie dies getan, hätte Millionen Frauen, die in den letzten zehn Jahren die „Pille" eingenommen haben, ein Herzinfarkt, Schlaganfall oder gar der vorzeitige Tod erspart werden können.

Aber auch der Schering-Konzern unterschied sich in nichts von den anderen Pharma-Unternehmen, die das Geschäft mit der Krankheit betrieben. Mein Besuch in Berlin im Sommer 1990 war der erste und letzte Kontakt mit diesem Pharma-Unternehmen. Weitere Nachfragen meinerseits blieben unbeantwortet.

Dies war ein weiteres Beispiel für das skrupellose Verhalten derjenigen Kreise, die das Pharmageschäft mit der Krankheit betreiben. Trotz des rosa Schleiers, mit dem sich die Pharmafirmen gerne umgeben, ein Segen für die Menschheit zu sein, ist der Geschäftszweck dieses Industriezweiges ganz offensichtlich: Existenzgrundlage der Pharmaindustrie ist es, mit Krankheiten Geld zu verdienen. Vorraussetzung dafür ist natürlich, dass diese Krankheiten fortbestehen und nicht etwa vorgebeugt oder ausgemerzt werden. Die Vorbeugung von Herzinfarkt, Schlaganfall und anderen Krankheiten liegt nicht im Interesse von Firmen, die Milliardenumsätze mit Pharmapräparaten verdienen, die erst zum Einsatz kommen, wenn sich die Herz-Kreislauf-Erkrankung bereits entwickelt hat bzw. sich ein Herzinfarkt ereignet hat.

Der Marktplatz der Pharmaindustrie ist der menschliche Körper und die Krankheiten, die sich darin entwickeln. Jede Therapie, die diesen Krankheiten vorbeugt oder sie gar ausmerzt, bedroht diese Geschäftsgrundlage, wird aus diesem Grund auch nicht als Therapieverfahren entwickelt und somit auch Patienten nicht verfügbar.

Seit zehn Jahre führe ich nun die Auseinandersetzung um die Ausmerzung der Herz-Kreislauf-Erkrankung gegen einen der mächtigsten Industriezweige der Welt, die Pharmaindustrie. Die zehn Jahre dieser Auseinandersetzung machten mich zu einem wichtigen Zeitzeugen. Kein lebender Wissenschaftler oder Arzt hat die Machenschaften des Pharma-Kartells am eigenen Leib so unmittelbar und direkt erlebt. Durch meine eigenen Erfahrungen wurde ich zu einem Zeitzeugen, mit welcher Skrupellosigkeit das „Geschäft mit der Krankheit“ durch die Multimilliarden-Interessensgruppen hinter der Pharmaindustrie betrieben wird. Unter all den persönlichen Erfahrungen, die ich in diesen Jahren gemacht habe, gehörten die Kontakte zu den Managern von Pharmafirmen und den Meinungsmachern in Forschung und Medizin zu den ernüchterndsten Erfahrungen. Diese Interessensgruppen und Meinungsmacher ignorieren wider besseres Wissen ihre Verantwortung, Leben und Gesundheit von Millionen Patienten zu schützen.

Ich sehe es als meine Verantwortung an, diese Erfahrungen mit Ihnen, meinen Lesern, zu teilen. Nur so werden Sie in die Lage versetzt, einen objektiven Blick auf diese Interessensgruppen zu werfen, die das Gesundheitswesen fast aller Länder wie ein Virus infiziert haben. Ich teile diese Informationen mit Ihnen, weil ich möchte, dass Sie selbst alles tun, um nicht zum Opfer des „Geschäfts mit der Krankheit“ durch die Pharmaindustrie zu werden.

Trotz dieser negativen Erfahrungen mit der Pharmaindustrie müssen all diese Ereignisse als ein weiterer Meilenstein in diesem historischen Prozess angesehen werden. Obwohl es mir nicht gelungen ist, auch nur eine einzige Pharmafirma dazu zu bringen, diesen medizinischen Durchbruch zur Ausmerzung der Herz-Kreislauf-Erkrankung zu unterstützen, habe ich zwei wichtigen Lektionen gelernt:

- Die Pharmaindustrie hat ihr wahres Gesicht gezeigt, dass der Hauptzweck ihrer Existenz die Ausweitung des Milliardengeschäfts mit der Krankheit ist und nicht die Verhinderung und Ausmerzung dieser Krankheiten.

- Die zweite Lektion war, dass die Pharmafirmen niemals Partner auf dem Weg zur Ausmerzung der Herz-Kreislauf-Erkrankung sein werden, da der Fortbestand dieser Volkskrankheit die Voraussetzung für eine der wichtigsten Einnahmequellen dieses Industriezweiges ist. Der Jahres-Weltmarkt an Herz-Kreislauf-Pharmapräparaten – die natürlich in erster Linie Symptome lindern, ohne zu heilen – hat die Hundert- Milliarden- DM-Grenze jährlich überschritten.

Schon damals war klar, dass, wenn die Herz-Kreislauf-Erkrankung ausgemerzt werden sollte, musste ich dieses alleine tun. Linus Gesundheit nahm im Alter von 92 Jahren rapide ab und es würde an mir liegen, die Fackel aufzunehmen und diese Auseinandersetzung um die Ausmerzung der Herz-Kreislauf-Erkrankung erfolgreich zu Ende zu führen, damit Gesundheit endlich ein Menschenrecht wird. So schwierig es war, so hoch der Berg auch erschien, den ich überqueren musste, die Aufgabe lag klar vor mir.

Meilenstein: Die Information an die Medien und die Öffentlichkeit weitergeben

Wie Vitamine zur Titelgeschichte des TIME-Magazin wurden

Im April 1992 druckte *TIME-Magazin*, das größte Nachrichtenmagazin der Welt, eine Titelgeschichte mit der Überschrift „Die wirkliche Kraft der Vitamine". Ganz plötzlich, nach Jahrzehnten des Amoklaufs gegen die Gesundheitsbedeutung von Vitaminen, hat dieses meinungsformende Nachrichtenmagazin endlich einen ziemlich objektiven Bericht über den Fortschritt in der Vitaminforschung gebracht und diese gleichzeitig zur Titelgeschichte erhoben. Natürlich war dieser Artikel längst überfällig und die weltweite Resonanz war gewaltig. Es überrascht daher auch nicht, dass diese Ausgabe des *TIME-Magazins* vom April 1992 bis heute die meist verkaufte Ausgabe dieses Nachrichtenmagazins war.

Doch wie kam es zu dieser Trendwende beim *TIME-Magazin*. Nichts, was in diesem Magazin veröffentlicht wird, geschieht zufällig. *TIME-Magazin* ist einer der Stützpfeiler des Time Warner-Konzerns, dem Mediensprachrohr der Rockefeller-Gruppe. Es ist eine Binsenweisheit, dass dieselbe Rockefellergruppe Beteiligungen an über 200 Pharma-Unternehmen hat. Alles, was in diesem Heft zum Thema Pharmaindustrie und Gesundheitswesen steht, unterliegt von daher einer besonders scharfen Kontrolle. Umso erstaunlicher war es nun, dass genau dieses Nachrichtenmagazin die „wirkliche Power von Vitaminen" entdeckt haben wollte. Der Hintergrund ist hoch interessant und zeigt, mit welchen Tricksereien die globalen Kulissenschieber hinter der Pharmaindustrie ihre Milliardengeschäfte um jeden Preis schützen – selbst, um den Preis des Zugeständnisses der „real power of vitamins" mit dem alleinigen Ziel, Zeit zu gewinnen. Das wichtigste Einzelereignis, das für diesen *TIME-Magazin*-Artikel verantwortlich war, war eine Konferenz der

New Yorker Wissenschaftsakademie (*New York Academy of Sciences)* in Washington im Februar 1992. Die Konferenz hatte den Titel *Beyond vitamins* („über die Vitamine hinaus“) und war erst die zweite wissenschaftliche Konferenz dieser angesehenen Akademie in ihrer über hundertjährigen Geschichte zum Thema Vitamine überhaupt. Die Wahrscheinlichkeit, dass der Zeitpunkt, an dem diese Konferenz stattfand, ein Zufall war ist gleich null. Diese Konferenz im Februar 1992 fand weniger als ein Jahr nach der Veröffentlichung unserer wissenschaftlichen Grundsatzarbeit „Die Lösung des Rätsels der Herz-Kreislauf-Erkrankung“ statt. Ganz offensichtlich rief diese Veröffentlichung ein hektisches Treiben auf allen Ebenen des medizinisch-wissenschaftlichen Establishments hervor, einschließlich der angesehensten Akademien, wie der *New York Academy of Science*. Alle mussten und wollten sich zu diesem medizinischen Durchbruch positionieren.

Aber diese Positionsbestimmung hatte die merkwürdigsten Auswüchse. Im Falle des Symposiums der *New Yorker Academy of Sciences* ging es nicht darum, diesen wissenschaftlichen Durchbruch im Bereich der Vitamin-/ Herz-Kreislauf-Forschung und die Entdeckung der Atherosklerose als Vorstufe von Skorbut entsprechend zu würdigen. Es ging auch nicht darum, mich als den Wissenschaftler, der diese Entdeckung gemacht hatte, anzuerkennen. Die Tatsache, dass weder Linus Pauling noch ich zu dieser Konferenz eingeladen wurden, wirft ein ganz eigenartiges Licht auf dieses Symposium. Ganz offensichtlich hatte dieses Symposium die Funktion eines Platzhalters. Auch in der Wissenschaft gilt das Motto: Wenn du sie nicht schlagen kannst, dann arbeite mit ihnen oder noch besser, besetze ihr Thema in der öffentlichen Diskussion. Die Entdeckung, dass Herzinfarkt und Schlaganfall mit Hilfe von Vitamintherapien weitgehend ausgemerzt werden können, war eine wissenschaftliche Zeitbombe. Allen war klar, dass es nur noch eine Frage der Zeit war, bis diese Bombe in den Medien der ganzen Welt explodieren würde. In dieser Situation sagten sich einige Schlaumeier des medizinisch-wissenschaftlichen Establishments: „Es ist besser, wir besetzen dieses Thema selbst, als dass wir Rath und Pauling unkontrolliert das Feld überlassen." Einmal mehr zeigte sich damit eine renommierte Wissenschaftsakademie wie die *New Yorker Academy of Science* als Teil des „globalen Schachspiels" im Interesse der Milliardengewinne der Pharmaindustrie und ihrer Hintermänner.

Oder wie erklären Sie sich die Tatsache, dass eben dieses Symposium der New Yorker Wissenschaftsakademie durch einen Medienrummel sondergleichen begleitet wurde. Neben ein paar Dutzend geladener Wissenschaftler waren auch Vertreter der führenden Medien, unter anderem vom *TIME-Magazin*, geladen. Der Publicrelations-Effekt dieser Veranstaltung war von vornherein einkalkuliert und gewollt.

Ich hatte nur durch Zufall von diesem Wissenschaftssymposium erfahren, erkannte aber sofort seine Brisanz. Ohne zu zögern, meldete ich mich selbst zur Teilnahme für dieses Symposium an und flog nach Washington. Mit besonderer Aufmerksamkeit verfolgte ich den Beitrag zu Fortschritten in der Vitaminforschung im Bereich der Herz-Kreislauf-Erkrankung. Diese wurde von Dr. Jialal von der University of Texas, Dallas, gehalten. Er war der geladene Sprecher, um noch einmal die Fanfaren für ein veraltetes Wissenschaftsmodell der Entstehung von Herz-Kreislauf-Erkrankungen erklingen zu lassen. Seine Theorie war es, dass die Oxidation von Cholesterin oder Lipoproteinen die Arterienwand so schwer schädigen würde, dass dadurch die Herz-Kreislauf-Erkrankung verursacht würde. Es braucht dazu keinen Doktorhut und noch nicht einmal ein Semester Medizin, um dies als Bluff zu entlarven. Die Oxidation von Cholesterin ist – bestenfalls – ein untergeordneter Faktor bei der Entstehung der Herz-Kreislauf-Erkrankungen, aber niemals die Ursache dieser Erkrankung. Es gibt eine ganz einfache Erklärung dafür. Wenn die Oxidation von Cholesterin oder anderen Blutbestandteilen die Arterienwand schädigen würde und damit die Arterienverkalkung in Gang setzen würde, so wäre dies ein Ereignis, was sich entlang des gesamten Blutgefäßsystems ereignen würde. Oxidiertes Cholesterin, Lipoproteine und andere Blutbestandteile haben ständig Kontakt mit allen Arterien, Kapillaren, ja, sogar den Venen und würden somit nicht nur zu einer Verstopfung der Herzkranzarterien führen, sondern auch die Arterien der Nase, des Knies, ja, sogar die Venen des Körpers blockieren. Aber hat schon einmal jemand von so bizarren Ereignissen wie einem Nasenanfall oder einem Ohreninfarkt gehört? Natürlich nicht.

Dr. Jialal war nicht zufällig der Hauptredner zum Thema Herz-Kreislauf-Erkrankung bei dieser Vitaminkonferenz. Er war dort von den Organisatoren des Symposiums und von der Wissenschaftsakademie ganz gezielt platziert worden, um das zusammenfallende Kartenhaus eines überholten Weltbildes der Herz-Kreislauf-Erkrankung zu stützen. Der Hintergrund dieses Zauberbudentricks war natürlich kein akademischer Wissensstreit, sondern waren knallharte ökonomische Interessen in der Größenordnung von Billionen Euro. Jede große Pharmafirma hatte entweder bereits einen Cholesterinsenker auf dem Markt oder war daran, einen solchen in den Reagenzgläsern ihrer Fabriken zu basteln. Ein Wissenschaftsmodell, das die Oxidation von Cholesterin als Ursache der Herz-Kreislauf-Erkrankung darstellt, wie Dr. Jialal das tat, lässt das Cholesterin-Herzinfarkt-Trugbild intakt. Im Gegensatz dazu lenkt die Entdeckung der Vitamin-C-/ Skorbut-/ Herzinfarkt-Verbindung das Augenmerk auf die Schwäche der Arterienwand als das primäre Ziel. Damit bricht das falsche Feindbild von Cholesterin als Verursacher des Herzinfarktes zusammen. Wo kein Feindbild mehr ist, ist auch keine Angst mehr. Wer keine Angst vor Cholesterin als Verursacher des Herzinfarktes mehr hat, der ist auch nicht bereit, Geld für Cholesterinsenker auszugeben. Vorraussetzung für das Billionengeschäft mit Cholesterinsenkern ist der Fortbestand des Cholesterin-Herzinfarkt-Trugbildes. Die Parallele zu Ereignissen vor 400 Jahren drängte sich auf. Damals versuchten die Machthaber in Rom verzweifelt sich gegen die Entdeckung zu stellen, dass die Erde rund und keine Scheibe ist. Hintergrund damals: Nur wenn die Sonne sich um die Erde dreht und nicht umgekehrt, lag die Stadt Rom weiterhin im Zentrum des Universums, eine Position, von der sie ihren globalen Machtanspruch und ihre Milliardeninteressen ableitete.

Wissenschaftler, die sich diesem Weltbild widersetzten, bekamen diesen Machtanspruch deutlich zu spüren: Der Physiker Galileo Galilei wurde für die Unterstützung des neuen sonnenzentrierten Weltbildes gefoltert bis er widerrief. Der Mathematiker Giordano Bruno wurde im Jahr 1600 auf dem Marktplatz in Rom verbrannt. Dr. Jialals Vortrag kam mir vor wie der eines mittelalterlichen Wissenschaftlers, der den Auftrag hatte, das Mittelalter in der Medizin möglichst lange aufrecht zu erhalten und den Beginn der medizinischen Neuzeit möglichst lange hinauszuzögern. Natürlich war dies eine Herausforderung für mich. Meine Entdeckungen schufen erstmals in der Geschichte Klarheit über die wahren Ursachen der Herz-Kreislauf-Erkrankung und ermöglichten somit deren Rückgang auf einen Bruchteil des gegenwärtigen Standes. Natürlich war ich entschlossen, hierfür zu kämpfen! Nachdem Dr. Jialal seinen Vortrag beendet hatte, ergriff ich das Mikrofon im Auditorium und erklärte die neuen Erkenntnisse über die tatsächlichen Ursachen der Herz-Kreislauf-Erkrankung. Vor der versammelten Forschungselite und den Medienvertretern ließ ich keinen Zweifel daran, dass, wenn Dr. Jialal Recht hätte, würden wir nicht nur Herzinfarkte kennen, sondern auch Naseninfarkte, Ohreninfarkte oder Ellbogeninfarkte. Die einzige Erklärung, warum Herzinfarkte und nicht Naseninfarkte vorkommen, war die Skorbut-Herzinfarkt-Verbindung. Mein Redebeitrag zu diesem wissenschaftlichen Symposium ist in den offiziellen Dokumenten dieses Symposiums abgedruckt.

Nach Beendigung der Veranstaltung kam ein Wissenschaftler der Firma Hoffmann-LaRoche auf mich zu mit den Worten „Ihr Beitrag war das einzig wirklich neue an diesem ganzen Symposium." Dieser Forscher war offensichtlich nicht alleine. Auch die anwesenden Medienvertreter begannen jetzt zu verstehen, warum dieses Symposium überhaupt organisiert worden war. Nur wenige Wochen später erschien dann *TIME-Magazin* mit der bereits erwähnten Titelgeschichte über Vitamine.

Besonders bemerkenswert war folgende Tatsache: Die Titelseite dieser Ausgabe von *TIME-Magazin* versprach in großen Let-

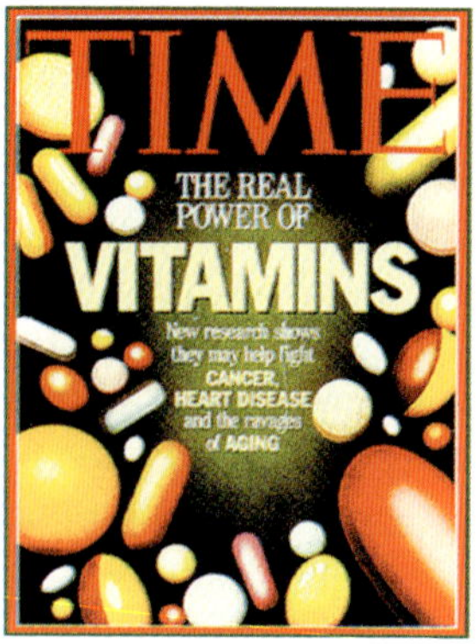

tern einen Bericht über die Fortschritte der Vitaminforschung im Kampf gegen Krebs und Herzkrankheiten. Aber dieser Titel täuschte. In dem Artikel selbst kam keinerlei Bericht über Fortschritte im Bereich der Herz-Kreislauf-Forschung. Wie konnte dies geschehen? Die wahrscheinlichste Erklärung war, dass der Journalist, der bei dem Symposium der New Yorker Wissenschaftsakademie anwesend war, über die Entdeckung der Skorbut-Herzinfarkt-Verbindung berichten wollte. Schließlich war dies eine wissenschaftliche Sensation. Sehr wahrscheinlich wurde dieser Abschnitt von dem Chefredakteur von *TIME-Magazin* zensiert und der entsprechende Abschnitt in letzter Minute gestrichen.

Was könnte die Ursache für eine solche Zensur gewesen sein? Kein führendes Nachrichtenmagazin ist abhängiger von den Multimilliarden-Dollar-Anzeigenkampagnen der Pharmaindustrie, kein Nachrichtenmagazin ist direkter verbunden mit den Pharma-Interessen als *TIME-Magazin*. Diese Interessenskreise konnten es nicht zulassen, dass die Vitamin-C-/ Skorbut-/ Herzinfarkt-Verbindung auch noch durch ihre Zeitung hoffähig gemacht würde. Aber ganz offensichtlich war es zu spät, um den Druck der Titelseite dieser Ausgabe von *TIME-Magazin* zu stoppen und die groß aufgemachte Ankündigung über die Macht der Vitamine im Kampf gegen Herzkrankheiten von der Titelseite zu entfernen.

All diese Beobachtungen sind lediglich interessante Episoden, die hier aufgelistet sind, um die Methoden, Intrigen, Tricks und andere Manöver deutlich zu machen, mit denen die Interessensgruppe der Pharmaindustrie ihre Milliardenmärkte und die dafür notwendigen Weltbilder verteidigen.

Festzuhalten bleibt, dass die Vitamin-C-/ Skorbut-/ Herzinfarkt-Verbindung das größte Nachrichtenmagazin der Welt dazu gezwungen hat, eine ziemlich objektive Titelgeschichte über die Gesundheitsbedeutung von Vitaminen zu veröffentlichen. Für Millionen Vitaminverbraucher und Tausende von Reformhäusern und Gesundheitsläden war diese Titelgeschichte eine Sensation. Sie kannten die Hintergründe nicht, die zur Veröffentlichung dieses Artikels führten. Sie trauten ihren Augen nicht über den plötzlichen Wechsel in der Berichterstattung über die Gesundheitsbedeutung von Vitaminen in führenden US-Medien.

Festzuhalten bleibt: Dieser Artikel im *TIME-Magazin* war ein Meilenstein in der öffentlichen Diskussion und in dem fast 100 Jahre langen Kampf um die öffentliche Meinung zwischen der Pharmaindustrie und Naturheilverfahren. Nach Jahrzehnten von Vorurteilen, Schwarzmalerei und Informationsblockaden im Zusammenhang mit Vitaminen in führenden Medien, war es dieser *TIME-Magazin*-Artikel, der die medizinische Berichterstattung über Vitamine für immer verändern sollte. Von nun an erhielten Forschungsergebnisse und klinische Studien, die die Gesundheitsbedeutung von Vitaminen bei der Vorbeugung von Herzkrankheiten und anderen Volkskrankheiten dokumentierten zumindest eine Chance für eine objektive Berichterstattung. So erschien nur wenige Wochen nach diesem *TIME-Magazin*-Artikel eine wichtige Studie von Dr. James Enstrom und seinem Kollegen von der Universität Los Angeles in der US-Presse. Dr. Enstrom hatte in einer Untersuchung an 11.000 US-Amerikanern über zehn Jahre gezeigt, dass hochdosierte Vitamin-C-Zufuhr die Herzinfarktrate um fast die Hälfte reduzieren konnte.

Die plötzlich verfügbare objektive Medienberichterstattung über die Gesundheitsbedeutung von Vitaminen und anderen Naturprodukten führte zu Beginn der 90er-Jahre zu einem Wandel in der öffentlichen Meinung über Vitamine mit weltweiten Auswirkungen. Mein Beitrag zu dieser Entwicklung war ein weiterer Meilenstein auf dem Weg der Ausmerzung der Herz-Kreislauf-Erkrankung.

Während der ersten Aprilwoche 1992 fand noch ein anderes historisches Ereignis statt.

Meilenstein:
Das Rath-Pauling-Manifest

Wenn ein medizinischer Durchbruch gemacht wird, dauert es normalerweise mehrere Jahre oder Jahrzehnte, bis dieser Durchbruch sich in Therapieverfahren umgesetzt hat, die für die Menschen verfügbar werden. Dies liegt daran, dass es normalerweise so lange dauert, bis die entsprechenden Therapieverfahren verfügbar werden. Dies war nicht der Fall mit der Vitamin-C-/ Skorbut-/ Herzinfarkt-Verbindung. Die Schlüsselsubstanzen Vitamin C, Lysin und einige andere essentielle Nahrungsergänzungsstoffe waren bereits verfügbar. Dies bedeutete, dass die Umsetzung dieses medizinischen Durchbruchs für Millionen Menschen von einem einzigen Faktor abhing: Wie schnell konnte die Information über diesen medizinischen Durchbruch an Millionen Patienten weltweit weitergegeben werden.

Nach all den Erfahrungen mit Ärzten, Wissenschaftlern, Pharma-Unternehmen und anderen „Spielern auf dem Schachbrett" über die ich Ihnen bereits berichtete, gab es nur einen Weg, diesen Durchbruch zu erzielen: Ich musste direkt zu den Menschen gehen. Ich wusste, dass mein Kollege und Mentor Linus Pauling mit seinen zwei Nobelpreisen eine weltweite Reputation hatte und es wichtig war, diese Tatsache für die rasche weltweite Akzeptanz dieses Durchbruchs zu nutzen.

Mit Hilfe interessierter Naturheilärzte in Kanada organisierten wir einen Vortragsabend mit Linus Pauling in Toronto. Ziel war es, diesen medizinischen Durchbruch in Form einer Vorlesung des Nobelpreisträgers der Allgemeinheit vorzustellen. Dieses historische Ereignis fand im King Edward Hotel in Toronto statt. Ende März 1992 flogen Linus Pauling und ich von San Francisco nach Toronto. Während des Fluges schlug ich Linus vor, dass wir seinen Vortrag dazu nutzen, einen Aufruf an die Weltöffentlichkeit zu richten mit dem Ziel der Ausmerzung der Herz-Kreislauf-Erkrankung.

Ich erinnere mich daran, wie ich neben Linus Pauling im Flugzeug saß und ihm den Entwurf des Aufrufs zeigte, den ich vorbereitet hatte und der später als Rath-Pauling-Manifest bekannt werden würde. Linus war interessiert, aber zunächst zurückhaltend. Ich spürte, dass neben mir ein Wissenschaftler saß, der gewohnt war, über konventionelle Kanäle der wissenschaftlichen Publikationen zu kommunizieren und nur in Ausnahmefällen Kommunikationswege wählte, die sich direkt an die Öffentlichkeit wandten. Ich erinnerte Linus daran, dass er schon einmal die gesamte Weltöffentlichkeit mobilisiert hatte in einer Frage, die Leben und Tod betraf.

1958 hatte Linus Pauling einen Aufruf initiiert mit dem Ziel, einen weltweiten Stop von Atomwaffentests in der Atmosphäre herbeizuführen, da der radioaktive Vorläufer dieser Tests zu einem dramatischen Zuwachs von Fehlgeburten in den Vereinigten Staaten und anderen Ländern geführt hatte. Innerhalb weniger Monate hatten mehr als 11.000 Wissenschaftler aus der ganzen Welt diesen Aufruf unterschrieben, mit dem die Regierungen der Atomwaffenstaaten aufgefordert wurden, dem Teststopabkommen beizutreten. Kurz darauf wurde der Vertrag über den Stop von Atomwaffentests in der Atmosphäre durch die Vereinigten Staaten, die Sowjetunion und andere Atomwaffenstaaten unterzeichnet. Im Jahre 1962 erhielt Linus Pauling den Friedensnobelpreis für sein Engagement beim Zustandekommen dieses Vertrages, das inzwischen zigtausenden Kindern das Schicksal ersparte, ihr Erdendasein als Krüppel oder mit anderen schweren Geburtsfehlern zu fristen.

Unter Bezug auf diese Ereignisse vor vier Jahrzehnten sagte ich: „Linus, Du hast schon einmal deine Verantwortung erkannt, die Weltöffentlichkeit wachzurütteln, weil es um so viele Menschenleben ging. Jetzt befinden wir uns in einer anderen historischen Situation und unsere Verantwortung ist noch größer als damals. Wenn wir jetzt nicht an die Öffentlichkeit gehen, werden Millionen Menschen völlig unnötig Herzinfarkte, Schlaganfälle und andere verhinderbare Krankheiten erleiden. Und spätere Generationen werden uns fragen: „Was habt ihr getan, als ihr dies wusstet?" Ich möchte in der Lage sein zu sagen: „Wir haben es in die ganze Welt hinausgerufen!" Linus sah mich an und sagte nur: „Lass mich darüber nachdenken."

Am nächsten Morgen rief er mich in sein Hotelzimmer. Er hatte den gesamten Aufruf zur Ausmerzung der Herzkrankheit in seiner eigenen Handschrift, aber mit nur kleinen Abänderungen zu meinem ursprünglichen Entwurf geschrieben. Offensichtlich wollte Linus mit seiner eigenen Handschrift diesem historischen Dokument besonderen Nachdruck verleihen. Linus war sichtlich erregt, als er mir die Seiten gab. Er hatte die Bedeutung erkannt und sich seiner Verantwortung gestellt.

Der glücklichste Tag im Leben eines Nobelpreisträgers

Am selben Abend hielt Linus seinen Vortrag vor über 500 Menschen aus Toronto und anderen Teilen Kanadas. Selbst der Vertreter der britischen Krone war zugegen. Die Rede von Linus Pauling wurde mit großem Beifall quittiert und das Rath-Pauling-Manifest wurde anschließend an alle Anwesenden verteilt. Nach seinem Vortrag brachte ich Linus Pauling zu seinem Hotelzimmer zurück. Überraschenderweise bat er mich, kurz ins Zimmer zu kommen. Ohne sein Jackett auszuziehen oder sein Barett abzunehmen ließ er sich rückwärts auf das Hotelbett fallen und strahlte nur noch. „Matthias, komm' her!" Er nahm mich in seine Arme – wie ein Vater seinen Sohn. Kein Wort wurde gesprochen – und doch war alles in diesem Augenblick gesagt. Dies war der Tag, als Linus Pauling wusste, dass sein Lebenswerk fortgesetzt würde.

Am nächsten Tag war Linus immer noch die Erregung vom Vortag anzuspüren. Er sagte: „Matthias, ich möchte mich bei Dir bedanken. Gestern war der glücklichste Tag meines Lebens!"

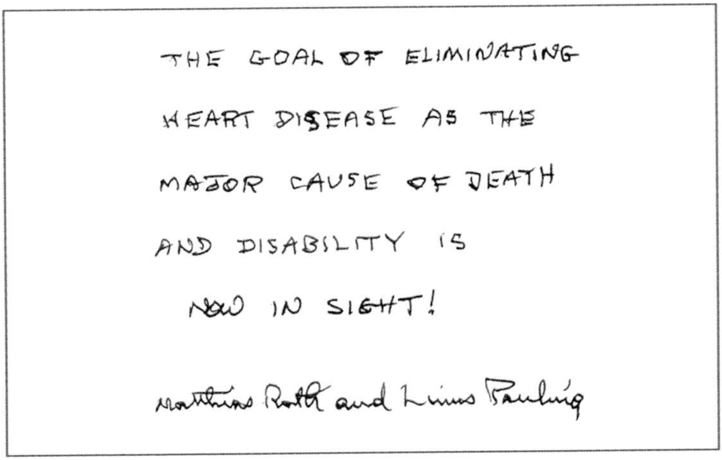

THE GOAL OF ELIMINATING HEART DISEASE AS THE MAJOR CAUSE OF DEATH AND DISABILITY IS NOW IN SIGHT!

Matthias Rath and Linus Pauling

Um die Wirkung des Rath- Pauling- Manifestes zu erhöhen, hielten Linus und ich am 2. Juli 1992 eine Pressekonferenz im Mark Hopkins Hotel in San Francisco. Wir hatten Pressemappen an alle großen Medien-, TV-Stationen und Nachrichtenagenturen geschickt. Kopien unserer wissenschaftlichen Publikationen und des Manifestes waren beigelegt. Die Medienberichterstattung über diese historische Pressekonferenz ließ viel zu wünschen übrig. Die wenigen Berichte in den Zeitungen über diese Pressekonferenz waren voreingenommen gegen Vitamine. Die Journalisten, die diese Artikel geschrieben hatten, hatten offensichtlich ihre Verantwortung für die Gesundheit und das Leben von Millionen Menschen nicht begriffen. Trotz dieser unverantwortlichen Rolle der Medien wurde das Rath-Pauling-Manifest und diese Pressekonferenz ein weiterer Meilenstein auf dem langen Weg zur Ausmerzung der Herz-Kreislauf-Erkrankung.

Nur drei Wochen später unterschrieb Linus Pauling ein Dokument, dass es sein Wille war, dass ich sein Lebenswerk fortsetze. Basierend auf unserem gemeinsamen wissenschaftlichen Interesse und unseren humanitären Werten hatte der zweifache Nobelpreisträger seine Entscheidung getroffen, die Fackel weiterzugeben. Trotz dieses ermutigenden Schrittes verließ ich später das Linus Pauling Institut, um meine eigene Forschungsfirma zu gründen. Ich tat dies, weil die Kinder von Linus Pauling – allesamt im Pensionsalter und ziemlich skeptisch über das Interesse ihres Vaters an Vitaminen – es klipp und klar gemacht hatten, dass sie nicht wünschten, dass der Name ihres Vaters für eine Kampagne zur Ausmerzung der Herz-Kreislauf-Erkrankung gebraucht werde.

Diese Familienepisode ließ mich ziemlich unbeeindruckt. Für mich war klar, dass es wichtiger ist, diesen medizinischen Durchbruch zum Erfolg zu bringen anstatt sich um Familienquerelen zu kümmern. Es bleibt einer der letzten großen Taten des Wissenschaftlers Linus Pauling, dass er sich auf seinem Todesbett aufrichtete und gegen alle Interessen seiner eigenen Familie unter Eid aussagte: „Es gibt keinen Zweifel, dass ich an Dr. Rath als meinen Nachfolger gedacht habe."

Die Tatsache, dass der Nobelpreisträger die ursprüngliche Entdeckung durch mich anerkannte und das Eigentum der daraus resultierenden Patente zu meinen Gunsten erklärte, erleichterte den Start der nächsten Phase dieses Prozesses.

Am 19. August 1994 starb Linus Pauling. In dieser Nacht, kurz nach 23.00 Uhr, erhielt ich den Telefonanruf eines Journa-

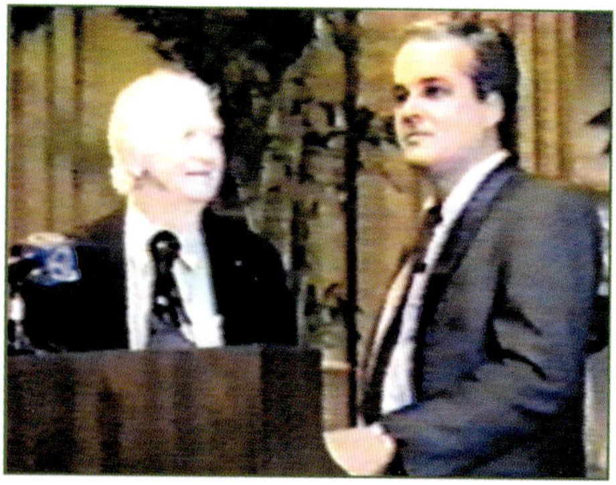

Bei der historischen Pressekonferenz am 2. Juli 1992 mit Dr. Pauling

listen des *San Francisco Chronicle*, der über meine enge Beziehung zu Linus Pauling wusste und mich am Telefon um einen kurzen Kommentar bat. Alles, was ich in diesem Augenblick zu sagen hatte, fasste ich in einem Satz zusammen: „Linus Pauling war ein großer Mann und er verdient es, dass man ihn in der Erinnerung behält für all das gute, was er für die gesamte Menschheit getan hat." Dieser Satz wurde von der AP-Presseagentur um die ganze Welt getragen.

Meilenstein: Der medizinische Durchbruch erreicht Millionen Menschen

Ich war jetzt auf mich selbst gestellt und die erste Aufgabe, die es zu meistern galt, war die Weiterverbreitung dieses medizinischen Durchbruchs an Millionen Patienten weltweit. Ich entschloss mich, ein populärwissenschaftliches Buch zu schreiben, das viele Illustrationen enthielt und damit von den Leserinnen und Lesern leicht verstanden werden kann. *„Die Ausmerzung der Herzkrankheit und warum bekommen Tiere keinen Herzinfarkt"* war damals das erste Buch, dass später durch *„Warum kennen Tiere keinen Herzinfarkt"* abgelöst wurde. Kurze Zeit später wurden diese Informationen auch online auf unseren Internetseiten unter www.drrath.com präsentiert. Für Millionen Menschen in der ganzen Welt brachten diese Bücher und Internetseiten Informationen, die sie niemals zuvor gehört hatten:

- Millionen erfuhren erstmals, wie ihr Herz-Kreislauf-System funktioniert und warum sich Infarkte im Herzen und nicht in der Nase oder im Ohr ereignen.

- Sie lernten, dass die Herz-Kreislauf-Erkrankung auf der Ebene von Millionen Zellen entsteht, die die Arterienwand und das Herz aufbauen.

- Millionen Menschen erkannten, dass Herzinfarkt und Schlaganfall keine vorbestimmten Schicksalsschläge waren,

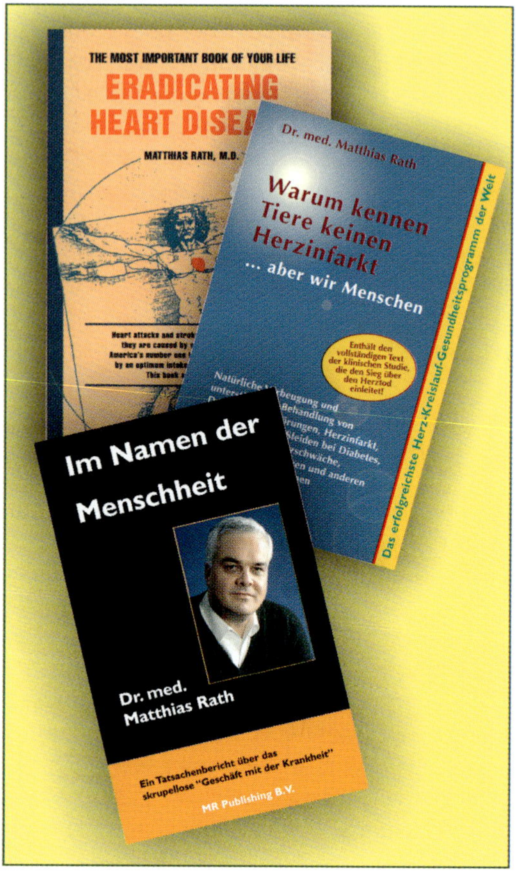

sondern dass sie die zwangsläufige Folge von Vitaminmangel in diesen Herz-Kreislauf-Zellen waren und damit verhinderbar.

- Diese Informationen versetzten Millionen Leser erstmals in die Lage, gezielt Verantwortung für ihre eigene Gesundheit zu übernehmen und diesen Krankheiten effektiv und auf natürliche Weise vorzubeugen.

- Schließlich beantworteten meine Bücher die brennendste Frage: „Wenn dies so ist, warum haben wir bisher nichts davon gehört?" Die Antwort auf diese Frage hing unmittelbar mit der Entlarvung der Pharmaindustrie als einem Industriezweig zusammen, der gezielt und systematisch das „Geschäft mit der Krankheit" betreibt.

Hunderttausende Menschen in Europa, den USA und anderen Ländern wurden mit Hilfe dieser Informationen in die Lage versetzt, Krankheiten vorzubeugen, die die Menschheit jahrtausendelang heimgesucht hatten. Patienten nahmen diese Bücher zu ihren Ärzten, die natürlich meist noch skeptisch waren. Doch durch die Vielzahl von Heilerfolgen wurden in den vergangenen Jahren Tausende von Ärzten selbst überzeugt, dass die Pharma-Medizin bei der Behandlung von Volkskrankheiten meist in eine Sackgasse führt, aus der ein gezielter Einsatz von Vitamintherapien und Naturheilverfahren oft der einzige Ausweg war.

Der Erfolg meiner Bücher blieb nicht unbeachtet. Während der vergangenen zehn Jahre kam jede große medizinische Universität, jede Ärztevereinigung und selbst Pharmafirmen mit sogenannten „Selbsthilfe-Büchern, -Broschüren und –Multimediapaketen" heraus. Die einst schwer beschützte Festung der medizinischen Informationen und Wissensverbreitung war erobert worden. Dies ist umso bedeutender, als das medizinische Wissen über Jahrhunderte nur in codierter Form und innerhalb medizinischer „Kasten" weitergegeben wurde. Für den einfachen Menschen und die betroffenen Patienten bedeutete das Mediziner-Latein und Mediziner-Griechisch, dass sie weder die Ursachen ihrer Krankheit verstehen konnten noch selber etwas zu deren Vorbeugung oder Heilung beitragen konnten.

Mehr wissenschaftliche Gesundheitsbücher waren auch schon vorher auf dem Markt gewesen. Aber niemals zuvor waren die „Gralshüter" des medizinischen Establishments, die *Harvard-* und *Stanford-Universitäten* und dergleichen gezwungen, ihre

Elfenbeintürme zu öffnen und das Wissen mit Millionen Patienten zu teilen. Nie zuvor in der Geschichte war eine Institution wie die amerikanische *Majo-Klinik*, bei der sich sonst nur Könige behandeln lassen, gezwungen, einen Gesundheitsrundbrief für die Allgemeinheit herauszubringen. Jetzt mussten sie dies tun. Nie zuvor wurde an medizinischen Eliteuniversitäten ein Ausbildungsgang über Gesundheit und Ernährung angeboten. Jetzt war es soweit. Nie zuvor war die *Stanford-Universität* gezwungen gewesen, ihre eigene Fernsehsendung zu Gesundheitsfragen zu senden. Jetzt musste sie. Selbst die größte Kardiologenvereinigung der Welt, die *American Heart Association* war gezwungen, ein Buch mit dem Titel *„Handbuch für dein Herz"* herauszubringen, das sich an die Öffentlichkeit wandte wie ein Automobilhersteller mit einem Kundendienstbuch.

Aber all diese Laienbücher dieser Eliteinstitutionen hatten einen Haken: Während sie die Informationen über die Funktionen und Fehlfunktionen des Körpers endlich an die Menschen weitergeben mussten, war dies nur eine Teilkonzession: Jedes Kapitel der von diesen „Gralshütern" des medizinischen Establishments veröffentlichten Publikationen stellte sicher, dass die einzige Lösung der Gesundheitsprobleme im Bereich von Pharma-Präparaten und Apparate-Medizin liegt. Die Leser wurden auf diese Weise wieder zurückgetrieben in die Arme derjenigen, die das weltweite Milliardengeschäft mit der Krankheit betreiben. Meine Bücher waren grundlegend anders. Sie ermöglichten es meinen Lesern, sich aus der Abhängigkeit des „Geschäfts mit der Krankheit" zu befreien und durch das Verständnis der Zellular Medizin Krankheiten hinter sich zu lassen, an die sie oft jahrzehntelang gefesselt waren.

Im 5. Jahrhundert v. Chr. verlangte der griechische Arzt Hippokrates von seinen Studenten, einen Schwur zu tun, der sie darauf verpflichtete, die Geheimnisse der Medizin nicht mit ihren Patienten zu teilen. Dieser Eid des Hippokrates wird bis heute an führenden medizinischen Universitäten der Welt geleistet! Vor diesem Hintergrund werden meine Leser der „Befreiung von Volkskrankheiten" über die letzten zehn Jahre einen noch größeren Stellenwert beimessen.

In den ganzen 2500 Jahren seit Hippokrates gab es niemals einen größeren Drang nach Gesundheitsinformationen als in den vergangenen zehn Jahren. Meine Bücher trugen dazu bei, dass Patienten weltweit ihr Bedürfnis nach tatsächlicher und wahrheitsgemäßer Gesundheitsinformation noch deutlicher artikulieren konnten. Meine Bücher trugen dazu bei, das Bewusstsein von Millionen Patienten zu schärfen. Sie sind nicht länger bereit, in Unwissenheit über ihren Körper oder ihre Gesundheit gelassen zu werden und wie die Schafe von einer Krankheit in die andere geführt zu werden.

Diese „Befreiung zur Gesundheit" war ein weiterer wichtiger Meilenstein auf dem Weg der Ausmerzung der Herzkrankheit und anderer Volkskrankheiten.

Meilenstein:
Zellular Medizin – Die Grundlage eines neuen Gesundheitswesens

Einer der wichtigsten Meilensteine war die Entwicklung der Grundlagen der Zellular Medizin. Nachdem feststand, dass Atherosklerose, Herzinfarkt und Schlaganfall Vitaminmangel als Hauptursache hatten, stellte sich die Frage, ob auch andere Volkskrankheiten wie z. B. Bluthochdruck, Herzschwäche, Durchblutungsstörungen etc. mit Vitaminmangel zusammenhingen.

Natürlich gab es Studien über bestimmte Nahrungsergänzungsstoffe und deren Gesundheitsbedeutung. Dr. Volkers von der Universität Austin in Texas hatte die Bedeutung von Coenzym Q10 zur Vorbeugung und Behandlung von Herzschwäche dokumentiert Dr. England und Dr. Turlapaty wiesen nach, dass Magnesiumzufuhr unregelmäßigem Herzschlag vorbeugen kann, u.s.w. Aber dies waren isolierte Beobachtungen.

Folgende wichtigen Erkenntnisse, die den Durchbruch der Zellular Medizin ermöglichten, waren bis zu diesem Zeitpunkt für die Behandlung von Millionen Patienten nicht verfügbar:

- Das Wissen, dass Krankheiten auf der Ebene von Zellen entstehen und dass die Hauptursache für zelluläre Mangelfunktion eine Unterversorgung an Vitaminen und anderen essentiellen Nahrungsergänzungsstoffen ist, die als Brennstoff für jede Zelle benötigt werden.

- Die Tatsache war ignoriert worden, dass das Herz der Motor des Körpers ist und seine optimale Funktion ein regelmäßiges Nachfüllen zellulärer Brennstoffe in Form von Vitaminen und anderen Nahrungsergänzungsstoffen eine Grundvoraussetzung war. Ebenso wie der Motor ihres Wagens, so braucht auch der Motor ihres Körpers regelmäßig biologischen Brennstoff.

- Da dieses Grundproblem des Zellstoffwechsels von der herkömmlichen Medizin ignoriert wurde, liefen die Zellen, die Herz- und Arterienwände von Millionen Patienten aufbauten, buchstäblich trocken. Sie erhielten nicht genügend biologischen Brennstoff in Form von Vitaminen und Nahrungsergänzungsstoffen.

- Als direktes Ergebnis dieses Mangels an Informationen und Wissen breiteten sich Herzinfarkte, Schlaganfälle, Bluthochdruck, Herzschwäche und andere Formen der Herz-Kreislauf-Erkrankung epidemieartig aus.

- Darüber hinaus ignorierte die herkömmliche Medizin die Tatsache, dass es nicht einzelne Vitamine waren, die dem Körper fehlten, sondern eine ganze Reihe Vitamine, Mineralien, Spurenelemente und bestimmte Aminosäuren. Diese Unwissenheit erklärt auch, warum klinische Studien, wenn überhaupt, dann nur mit einzelnen Vitaminen und anderen Nahrungsergänzungsstoffen durchgeführt wurden, statt die Synergie dieser biologischen Brennstoffe im Körper zu nutzen.

- Schließlich verstand die herkömmliche Medizin nicht, dass die Herz-Kreislauf-Erkrankung nicht durch die Behandlung isolierter Symptome, wie z. B. Bluthochdruck, Herzschwäche oder Angina pectoris behandelbar ist. All diese Ansätze waren kurzlebig und kurzsichtig. Eine wirksame Vorbeugung und Bekämpfung der Herz-Kreislauf-Erkrankung hatte als Voraussetzung eine optimale Versorgung der Zellen des Herz-Kreislauf-Systems mit Zellenergiemolekülen.

Ich erinnere mich noch an den Tag, als ich plötzlich erkannte, dass fast alle Volkskrankheiten, die heute Millionen Menschen das Leben kosten, Vitaminmangelkrankheiten sein müssen. Ich fuhr auf dem kalifornischen Highway 280 von San Francisco Richtung Silicon Valley. Mein Gehirn arbeitete ständig daran, die neuen Entdeckungen zu bewerten und sie in ein Gesamtkonzept einzuordnen. Die Vitaminempfehlungen, die ich ausgesprochen hatte, hatten dazu geführt, dass ich zahlreiche Briefe von Patienten erhielt, die mir über ihre Gesundheitsverbesserungen berichteten, wie sich ihr Blutdruck normalisierte, wie ihre Angina pectoris und ihre Ödeme verschwanden u.s.w. Ganz plötzlich stand es klar vor mir, dass nicht nur die Atherosklerose (Arterienverkalkung), sondern fast alle Krankheiten des Herz-Kreislauf-Systems eine gemeine Ursache haben müssen: Den Mangel an biologischen Brennstoffen, also Vitaminmangel. Die Herzschwäche war nicht das Ergebnis eines isolierten Mangels an Coenzym Q 10, sondern einer ganzen Serie von biologischen Brennstoffen, die die Herzmuskelzellen am arbeiten hielten. Auf gleiche Weise führte ein Mangel dieser Bioenergiemoleküle in den elektrischen Herzmuskelzellen dazu, dass die Entstehung von Herzrhythmusstörungen begünstigt wird. Ich erkannte sofort die allgemeine Bedeutung dieser Entdeckung für die Gesundheit von Millionen Menschen heute und für alle zukünftigen Generationen. Zurück im Büro unserer Forschungsfirma rief ich meine engsten Mitarbeiter zusammen und wir stießen kurz auf diese Entdeckung an.

Uns war klar, dass niemals zuvor in der Geschichte irgendjemand ein so weitreichendes Konzept und so weitreichende

Schlussfolgerungen im Bereich der Medizin gezogen hatte, die den Mangel an Zellbrennstoffen als die Hauptursache für die meisten Volkskrankheiten heute identifizierte. Uns war auch klar, dass die konsequente Anwendung der Zellular Medizin Millionen Patienten Gesundheit und Leben schenken würde und ganze Krankheitsbereiche auf einen Bruchteil des heutigen Standes zurückdrehen würde.

Wenig später wurde mir auch klar, dass es kein Zufall war, dass die weit verbreitetsten Krankheiten unserer Zeit eine solch einfache Erklärung hatten wie Vitaminmangel. Im Interesse eines Multimilliarden-Pharmageschäfts mit der Krankheit waren die wahren Ursachen dieser Volkskrankheiten bewusst verschleiert worden. Es wurden sogar gezielt diagnostische Tarnnamen eingeführt, deren einziger Zweck es war, die Tatsache zu maskieren, dass die wahre Ursache dieser Krankheit Vitaminmangel ist.

Der Großteil von Patienten, die an Bluthochdruck litten, wurden mit dem Tarn-Diagnosebegriff „essentielle Hypertonie" abgestempelt. Die meisten Patienten, die an Herzschwäche litten, wurde die Tarn-Diagnose „idiopathische Kardiomyopathie" angeheftet und die meisten Patienten mit Herzrhythmusstörungen fielen unter den Tarnnamen „paroxysmale Arrhythmie". Die ernüchternde Tatsache ist, dass alle drei Tarn-Diagnosen „essentiell", „idiopathisch" und „paroxysmal" griechische und lateinische Tarnnamen für dieselbe Aussage sind: „Ursache unbekannt".

Während Millionen Patienten in dem trügerischen Glauben belassen wurden, dass sie eine präzise Diagnose erhalten hatten, hatten sie in Wahrheit den Stempel erhalten „wir kennen die Ursache deiner Krankheit nicht". Nur die behandelnden Ärzte verstanden diese Codierung, den Patienten selbst blieb dieser Sachverhalt vorenthalten. Die herkömmliche Medizin ignoriert diese Massentäuschung, weil die gesamte Gesundheitsversorgung auf die Behandlung von Symptomen ausgerichtet ist, z. B. die Senkung von Bluthochdruck, nicht aber auf Heilung. Für die Behandlung von Symptomen mit Pharmapillen, z. B. Blutdrucksenkern, braucht noch nicht einmal der Arzt die tatsächliche Hauptursache der Krankheit, Vitaminmangel in den Zellen der Arterienwand, zu kennen. Um die Krankheit weiterhin aufrecht zu erhalten und den Absatz von Pharma-Pillen zu fördern, war alles, was die herkömmliche Medizin tun musste, Rezepte für symptomorientierte Pharma-Präparate zu verschreiben.

Wir müssen erkennen, dass dieses Betrugsschema gegenüber Millionen Patienten eine Voraussetzung für das Pharma-Multimilliardengeschäft mit der Krankheit ist. Die Vorbeugung, Heilung und Ausmerzung von Krankheiten sind allesamt schlecht und geschäftsschädigend für das „Geschäft mit der Krankheit". Trotz aller PR-Anstrengungen der Pharma-Firmen in dem Licht von Wohltätern der Menschheit zu erscheinen, tun sie in Wahrheit nichts anderes als die Ausweitung ihrer Märkte. Die ernüchternde Tatsache ist, dass der Marktplatz der Pharmaindustrie die Krankheiten in unserem Körper, also die Geißeln der Menschheit sind.

Jetzt verstehen wir auch, warum die Pharmaindustrie und die pharmaorientierte Medizin Tarnnamen für Volkskrankheiten benutzt: Niemand braucht es zu wissen, niemand soll unangenehme Fragen stellen, alle sind „glücklich" und das Milliardengeschäft mit der Krankheit kann weitergehen. Tatsache ist jedoch, dass nur Patienten und Menschen, die diese Tatsachen noch nicht erkannt haben, weiterhin diese Täuschungen über sich ergehen lassen werden. Tatsache ist auch, dass nur solche Patienten, die diese Fakten nicht kennen, weiterhin bereit sind, ein Drittel ihres Einkommens zu opfern in Form von Sozialversicherungsbeiträgen, Rezeptgebühren und Krankenhaustagegeld, für eine Medizin, die lediglich Symptome lindert.

Dieser beklagenswerte Zustand unterstreicht nur noch einmal die Bedeutung der Begründung der Zellular Medizin als Grundlage einer neuen Gesundheitsversorgung in allen Ländern der Erde.

Zellular Medizin

- lässt Millionen Menschen die wahre Natur der Volkskrankheiten von heute erkennen: Vitaminmangel;
- ermöglicht Millionen Menschen Verantwortung für ihre eigene Gesundheit zu übernehmen und Krankheiten wirksam, natürlich und auf kostengünstige Weise zu verhindern;
- bildet die wissenschaftliche Grundlage, um endlich das „Geschäft mit der Krankheit“ zu beenden und Gesundheit zu einem Menschenrecht zu machen, das ähnlich wie Bildung für jeden zur Verfügung stehen muss.

Die atemberaubende Perspektive der Zellular Medizin

	Wie oft ist die Ursache der Krankheit nicht bekannt		
	vor Zellular Medizin		**mit Zellular Medizin**
Herzinfarkte	80%	→	5%
Schlaganfälle	80%	→	5%
Bluthochdruck	90%	→	5%
Herzschwäche	90%	→	1%
Herzrhythmusstörungen	70%	→	5%
Altersdiabetes	95%	→	1%

Jede Reduzierung bedeutet, dass Millionen Leben gerettet wurden.

Weitere Meilensteine in den USA

- Der nächste Meilenstein in den USA war die Entwicklung eines Basis-Vitaminprogramms – einer Zellular Medizin Formula, die es allen Menschen sofort ermöglichte, diesen medizinischen Durchbruch für sich nutzbar zu machen. Dieses Vitaminprogramm war so entwickelt, dass es die Zellen des Herz-Kreislauf-Systems mit lebenswichtigen Bioenergiestoffen versorgt. Dieses Programm umfasste auch Naturstoffe, die im Rahmen der von uns entwickelten Therapieverfahren durch das US-Patentamt geschützt worden waren.

- Der nächste Schritt war die Planung und Durchführung einer klinischen Studie, mit der dieses Zellular Medizin Programm bei Patienten mit nachgewiesener koronarer Herzkrankheit getestet wurde. Zum Nachweis machten wir uns ein neuartiges Diagnoseverfahren zunutze, den ultraschnellen Computer-Tomographen, auch "Mammogramm des Herzens" genannt. Wir konnten zunächst nachweisen, dass ohne Vitamintherapie die Ablagerungen in den Herzkranzarterien der Patienten um 44 % jedes Jahr zunahmen. Durch Einnahme des Zellular Medizin Programms konnte die weitere Zunahme dieser Ablagerungen bereits im Frühstadium der Krankheit verhindert werden. In einigen Fällen kam es sogar zur Umkehr und zum vollständigen Verschwinden bereits vorhandener Ablagerungen.

- Zwischen 1994 und 1996 hielt ich zahlreiche Vorträge und gab Interviews im Radio und Fernsehen in ganz Amerika, in denen ich diesen medizinischen Durchbruch und meine Bücher vorstellte. Zehntausende wurden über die Vorträge erreicht und Millionen Menschen über Radio und Fernsehen. Die Entdeckung der Skorbut-Herzinfarkt-Verbindung und die Nachricht, dass die Herzkrankheit ausgemerzt werden kann, erreichte die Arztpraxen und Krankenhäuser überall in den USA. In der Folge dieser Aufklärungskampagne öffneten sich endlich auch die Tore der Schulmedizin. Vitamine und Nahrungsergänzungsstoffe hielten Einzug in die therapeutische Praxis.

- Am 21. Juni 1995 veröffentlichte das Amerikanische Ärzteblatt, *Journal of the Medical Association*, erstmals in seiner über hundertjährigen Geschichte eine Studie, die den Einsatz von Vitaminen als Basisbehandlung der koronaren Herzkrankheit nahe legte.

- Im Herbst 1995 begannen die führenden medizinischen Universitäten der USA systematisch Abteilungen für Ernährungsmedizin einzurichten, um den zukünftigen Ärzten Amerikas eine Grundausbildung über die Gesundheitsbedeutung von Vitaminen und Nahrungsergänzungsstoffen zu ermöglichen.

- Das Nationale Gesundheitsinstitut, die oberste Gesundheitsbehörde der USA, vergab Forschungsaufträge in Millionenhöhe an die zehn führenden medizinischen Universitäten der USA, unter anderem an die Stanford Universität, um Untersuchungen über Vitamintherapien und Naturheilverfahren durchzuführen.

Weitere Meilensteine in Europa

- Nach Beginn dieser Aufklärungskampagne in den USA entschloss ich mich, diese lebenswichtigen Gesundheitsinformationen auch in Europa zu verbreiten. Dies war umso wichtiger, als dass Millionen Menschen in Deutschland, Österreich, der Schweiz, ja, in ganz Europa buchstäblich im medizinischen "Mittelalter" lebten, was das Wissen über Vitamine und Ernährungsmedizin betrifft. Während mehr als 50% der Amerikaner täglich ihre Nahrung mit Vitaminen ergänzte, waren dies in Europa damals weniger als 5% der Menschen. Die Hauptverantwortung für diesen schlimmen Zustand in Europa trugen schon damals die Pharma-Konzerne, denen es gelungen war, Vitamintherapien systematisch zu verteufeln bzw. sie per Gesetz als "verschreibungspflichtige Medikamente" deklarieren zu lassen. Über Jahrzehnte wurden die Arzneimittelgesetze in Deutschland und anderen europäischen Ländern de facto von den Pharma-Konzernen und den Politikern diktiert. Nur so ist zu erklären, dass in Deutschland eine Tablette mit 500 mg Vitamin C als verschreibungspflichtig gilt! Der freie Verkauf dieser Vitamin-C-"Medikamente" wird als kriminelles Delikt strafrechtlich verfolgt.

Glücklicherweise war dies nur die Sichtweise der Pharma-Konzerne und ihrer politischen Handlanger. Die Hunde, Katzen, Ziegen und Schafe in Deutschland und Europa lächelten nur über die Kurzsichtigkeit dieser Gesetze: Diese Tiere stellen jeden Tag dreißigmal mehr Vitamin C in ihrem Körper her als "gesetzlich erlaubt", ohne dass sie ein Rezept dafür brauchen oder die Deutsche Regierung um Erlaubnis fragen.

- Der nächste wichtige Meilenstein in Europa war die Entwicklung eines umfassenden Programms von Zellular Medizin Formulas. Dieses Programm wurde für Menschen mit spezifischen Gesundheitsproblemen entwickelt, einschließlich Bluthochdruck, Herzschwäche, Diabetes, erhöhtem Cholesterinspiegel, Durchblutungsstörungen, erhöhter Infektanfälligkeit und anderen. Der unmittelbare Erfolg dieser neuartigen Gesundheitsprogramme bestätigte die Bedeutung der Zellular Medizin als Naturheilverfahren, mit dem verschiedenartigste Gesundheitsprobleme an ihren Wurzeln angegangen werden können. Heute sind die von mir entwickelten Zellular Medizin Programme die führenden Vitamin-Gesundheitsprogramme in Europa. Diese Programme wurden inzwischen auch klinisch getestet. Die Ergebnisse der ersten Pilotstudien können auf unseren Internetseiten unter www.drrath.com nachgelesen werden.

- Der nächste Meilenstein war die Entscheidung einer führenden Krankenversicherung in Deutschland, der Mannheimer, die Kosten der Zellular Medizin Formulas für Patienten zu erstatten. Diese Entscheidung machte durchaus Sinn, betrachtet man die Tatsache, dass die Krankenkassen in Deutschland jährlich fast 250 Milliarden DM für eine Medizin ausgeben, die nur symptomorientiert ist. Mit Hilfe der Zellular Medizin können wirksame Gesundheitsmaßnahmen den Patienten jetzt zu einem Bruchteil der bisherigen Kosten zur Verfügung gestellt werden.

Natürlich sind die hier aufgelisteten Meilensteine nur eine kleine Auswahl der Ereignisse auf dem Weg zur Ausmerzung der Herzkrankheit. Diese Meilensteine kamen auch nicht von selbst. Jeder erreichte Schritt musste erkämpft werden. Die Pharmaindustrie und ihre Handlanger zogen alle Register, um den Erfolg zu verhindern. Boykotte, Beschränkungen durch Verordnungen, Einschüchterungen, Angriffe auf meine persönliche und fachliche Integrität und andere Maßnahmen sind bis heute an der Tagesordnung.

Im nachfolgenden Kapitel fasse ich kurz einige der skrupellosen Versuche zusammen, mit der die Pharmaindustrie das Überleben dieses historischen Prozesses torpedieren wollte.

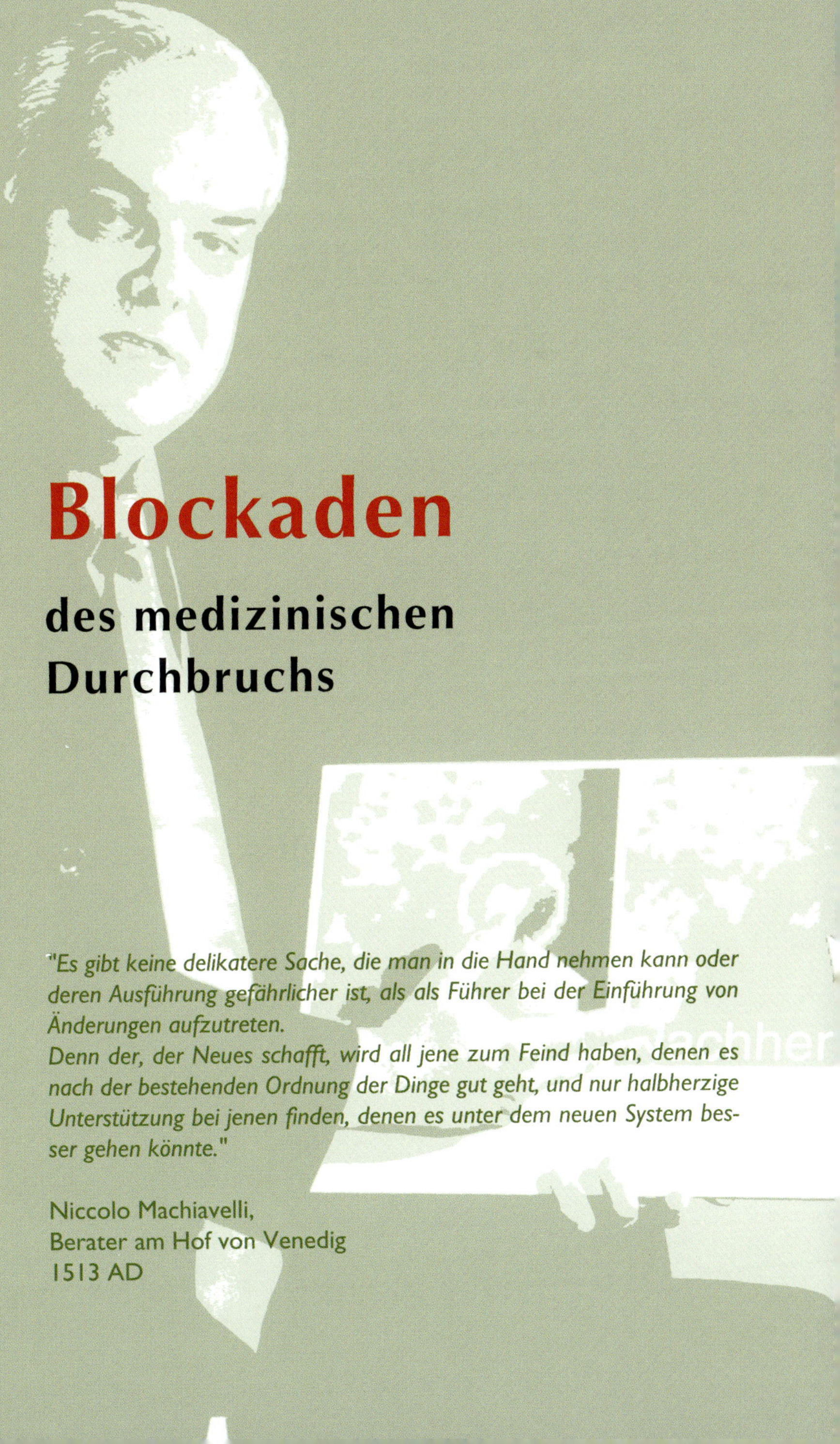

Blockaden

des medizinischen Durchbruchs

"Es gibt keine delikatere Sache, die man in die Hand nehmen kann oder deren Ausführung gefährlicher ist, als als Führer bei der Einführung von Änderungen aufzutreten.
Denn der, der Neues schafft, wird all jene zum Feind haben, denen es nach der bestehenden Ordnung der Dinge gut geht, und nur halbherzige Unterstützung bei jenen finden, denen es unter dem neuen System besser gehen könnte."

Niccolo Machiavelli,
Berater am Hof von Venedig
1513 AD

Widerstände des Pharma-Kartells gegen diesen medizinischen Durchbruch

Der medizinische Durchbruch der Herzinfarkt-Skorbut-Verbindung und die Grundlagen der Zellular Medizin war eine derartige Bedrohung für die Interessen der Pharmafirmen, dass diese sofort weltweite Gegenmaßnahmen einleiteten.

Ein Teil der Pharmakonzerne formierte sich zu dem sogenannten "Pharma-Kartell" mit dem Ziel, die Verbreitung dieses medizinischen Durchbruchs durch weltweite Gesetzesmaßnahmen zu stoppen. Heilsame Vitamindosierungen sollten zu Medikamenten erklärt werden und Gesundheitsaussagen zu Naturheilverfahren verboten werden.

Ein anderer Teil der Pharmakonzerne entschloss sich, diesen medizinischen Durchbruch ökonomisch auszusaugen. Dies waren die Hersteller der Vitamingrundstoffe, die durch kriminelle Preisabsprachen die Vitaminrohstoffe willkürlich verteuerten.

Der wissenschaftliche Durchbruch der Zellular Medizin veranlasst die Pharma-Multis zur Kartellbildung

1. Herzinfarkt = Frühform von Skorbut

2. Volkskrankheiten = Hauptursache: Vitaminmangel

↓

Globale Kartellbildung als Gegenmaßnahme der Pharma-Multis

↓ ↓

1. Kartell "Pharma-Kartell"

- Vitamine werden zu Medikamenten erklärt
- Gesundheitsaussagen zu Naturheilverfahren werden gesetzlich verboten

2. Kartell "Vitamin-Kartell"

- kriminelle Preis-absprachen für Rohstoffe
- Pharma-Multis als heimliche "Schmarotzer" des medizinischen Durchbruchs

Erste schwere Niederlage für das Pharma-Kartell

Sofort nach der Veröffentlichung der Entdeckung der Skorbut-Herzinfarkt-Verbindung war die überragende Bedeutung von Vitamin C bei der Bekämpfung der Herz-Kreislauf-Epidemie klar. Die Gegenmaßnahmen der Pharmakonzerne ließen nicht lange auf sich warten. 1992 und 1993 startete das US-Bundesgesundheitsamt (Food and Drug Administration, FDA) im Auftrag der Pharmaindustrie eine bundesweite Kampagne mit dem Ziel, Vitamintherapien verschreibungspflichtig zu machen.

Während sich jeder Reformhausbesitzer und jeder Vitaminkonsument in den USA darüber erregte, dass ihre Vitamine auf einmal "verschreibungspflichtig" sein sollten, stellte niemand die entscheidende Frage: Was rief diesen schamlosen Angriff der FDA auf die Vitaminfreiheit hervor? Warum startete die FDA diesen Angriff urplötzlich?

Dieses Buch gibt Ihnen die Antwort. Der Amoklauf der Pharmakonzerne und ihrer Handlanger in der FDA waren weder Zufall noch langfristig geplant. Es war eine direkte und kalkulierte Reaktion der Pharmaindustrie auf den medizinischen Durchbruch und auf die Entdeckung der Skorbut-Herzinfarkt-Verbindung. Die Pharmahersteller wussten, wenn Vitamine den Herzinfarkt wirksam verhindern können, dann würde ein milliardenschwerer Pharma-Markt an Herzmedikamenten zusammenbrechen, die lediglich zum Ziel haben, Symptome zu lindern.

Aber Millionen Amerikaner ließen sich diesen Eingriff in ihre Grundrechte nicht gefallen. In Bürgerinitiativen, mit Leserbriefen an Zeitungen und vor allem durch Besuche bei Abgeordneten machten sie klar, dass Vitamine in den USA auch in Zukunft frei und uneingeschränkt verfügbar sein werden. Menschen allen Alters, Hautfarbe, Einkommensschicht und politischer Überzeugung taten sich zusammen und stellten klar, dass keine Behörde der Welt das Recht hat, den Anspruch von Millionen Menschen auf optimale Gesundheit einzuschränken.

Die schlimmste Niederlage der Pharma-Konzerne in ihrer Geschichte

Der wissenschaftliche Durchbruch im Bereich von Vitaminen und Herz-Kreislauf-Erkrankungen war der Hauptgrund für die bisher beispiellose Attacke auf die Vitaminfreiheit, die das Bundesgesundheitsamt auch im Interesse einiger pharmazeutischer Unternehmen führte. Es war klar, dass über hundert Millionen Amerikaner, die seit Jahrzehnten freien Zugriff auf Vitamine hatten, diesen Angriff auf die Vitaminfreiheit nicht verstehen würden. Die Behörde versuchte daher, ihre Pläne unter verschiedenen Tarnnamen „schmackhaft" und damit durchsetzbar zu machen:

- **Tarnname „Verbraucherschutz": In einer groß angelegten** Öffentlichkeitskampagne versuchte man deutlich zu machen, dass Vitamine verschreibungspflichtig sein müssen, um Millionen Amerikaner vor „Vitamin-Überdosierungen" zu schützen. Wie absurd dieses Argument war, wurde schnell klar, als die folgende US-Bundesstatistik bekannt wurde: Von 1983 bis 1990 gab es dort keinen einzigen Todesfall durch Vitamine, Aminosäuren und ähnliche Naturprodukte. Im selben Zeitraum starben aber jedes Jahr über 100.000 (hunderttausend) Amerikaner an den Folgen von Medikamenten, die durch das US-Gesundheitsamt selbst zugelassen worden waren.

- **Tarnname „Internationalisierung": Der zweite Tarnname,** unter dem die Behörde die Vitaminfreiheit beschränken wollte, war die angebliche Notwendigkeit einer international einheitlichen Reglementierung von Vitaminen. Wohl mit Blick auf Deutschland und andere europäische Länder, in denen Pillen mit über 500 Milligramm Vitamin C immer noch als Medikament gelten und Aminosäuren auf dem „Index" stehen, wollte man die Selbstversorgung durch Vitamine ins Mittelalter zurückschrauben.

Doch wie so oft, wenn die Wahrheit mit hohler Macht unterdrückt werden sollte, ging auch in diesem Fall der Schuss nach hinten los. Millionen Amerikaner waren weder an „Verbraucherschutz" vor Vitaminen noch an einer „Internationalisierung" zurück ins Mittelalter interessiert. Sie sagten "Nein" zu diesen unethischen Plänen und erzwangen im Gegenzug das beispielhafte "Gesetz zur Vitaminfreiheit", den Dietary Supplement Health and Education Act.

Eine große US-Zeitung sprach dann auch zu Recht von der größten Bürgerbewegung seit dem Vietnamkrieg.

Die Erfahrungen aus den USA können jetzt auch angesichts ähnlicher Angriffe der Pharmaindustrie und ihrer politischen Vertreter helfen, in Europa die Vitaminfreiheit endlich gesetzlich zu verankern.

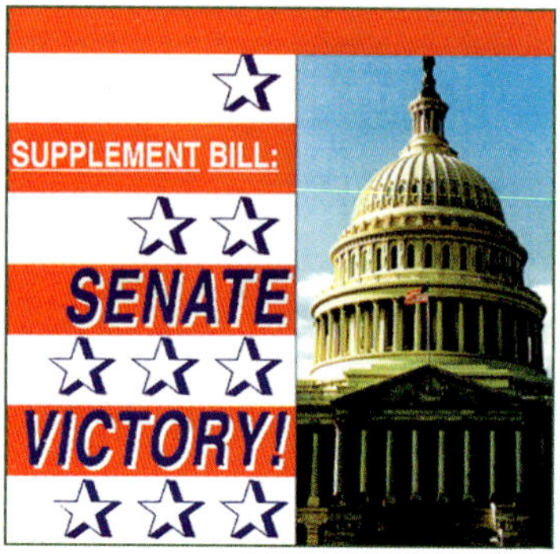

In den USA brachten damals einige US-Abgeordnete eine Gesetzesvorlage in den US-Kongress zum Stopp der unsinnigen Pläne des Bundesgesundheitsamts und zum Erhalt der Vitaminfreiheit ein. Dann besuchten Bürgerinitiativen buchstäblich Wahlkreis für Wahlkreis der noch unentschlossenen Abgeordneten und legten ihnen Berge von Forschungsergebnissen und klinischen Studien zur Gesundheitsbedeutung von Vitaminen auf den Tisch. Auch meine Bücher waren Teil der Dokumentation und unterstützten dieses wichtige Anliegen von Seiten der Wissenschaft und Medizin. Auf diese Weise trug der wissenschaftliche Durchbruch bei Vitaminen und Herz-Kreislauf-Erkrankung, der diesen Angriff auslöste, gleichzeitig zu deren erfolgreichen Abwehr bei.

"Codex Alimentarius" – der Versuch der weltweiten Kriminalisierung von Vitamintherapien

Nachdem der größte nationale Markt, die USA, für das Pharma-Kartell verloren war, schlossen sich diese Interessensverbände auf internationaler Ebene zusammen. Unter Führung der deutschen Pharma-Multis BASF, Bayer und Hoechst (jetzt Aventis) wurde die sogenannte "Codex Alimentarius"-Kommission der UNO missbraucht. Ziel von Codex Alimentarius ist seit nunmehr 5 Jahren ein weltweites Verbot von Vitamintherapien und Gesundheitsaussagen zu Naturheilverfahren. Dieses Protektionsgesetz der Pharma-Multis soll für alle Länder der UNO Gültigkeit haben – also weltweit.

Das Pharma-Kartell handelte schnell. Bereits bei seinem Treffen im Oktober 1996 war der Gesetzgebungsprozess von "Codex" auf Stufe 5 eines 8-stufigen Verfahrens angelangt. Nur durch unsere Aufklärungsarbeit, Anzeigen und andere Formen des Protestes, gelang eine Rückstufung auf Stufe 4.

Auch beim nächsten Treffen der Codex-Kommission im September 1998 versuchten diese Interessenskreise dasselbe Spiel. Schlimmer noch, Regierungen, die sich diesen Plänen widersetzen würden, sollten mit Wirtschaftssanktionen bestraft werden.

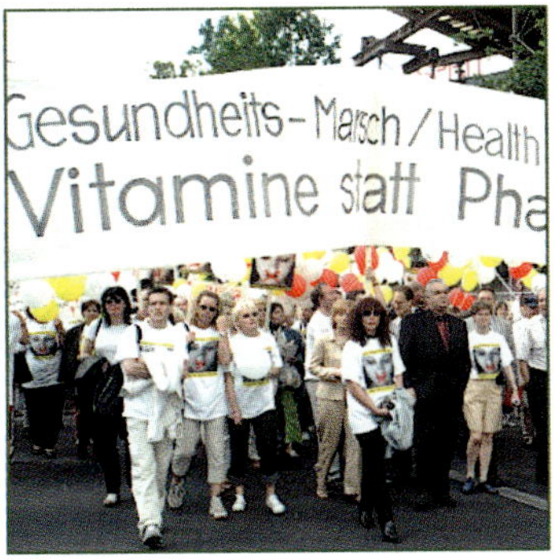

Bei dem jüngsten "Codex"-Treffen in Berlin kamen über 3000 Menschen aus Deutschland und anderen Ländern, um ihren Protest gegen diese Pläne auszudrücken. Doch sie waren nur Stellvertreter. Über eine halbe Millionen Menschen hatten ihren Protest via E-Mail direkt an die "Codex"-Delegierten geschickt!

Am Vorabend des "Codex"-Treffens der Pharma-Lobby hielten wir eine Konferenz mit dem Titel "Gesundheit im 21. Jahrhundert" ab. Mehr als 2000 Patienten und Therapeuten nahmen daran teil und zeigten, dass die "Codex" - Pläne kein Zeichen von Stärke der Pharmaindustrie sind, sondern eine Reaktion auf eine Umwälzung im Gesundheitswesen, die bereits tausende Menschen erfasste.

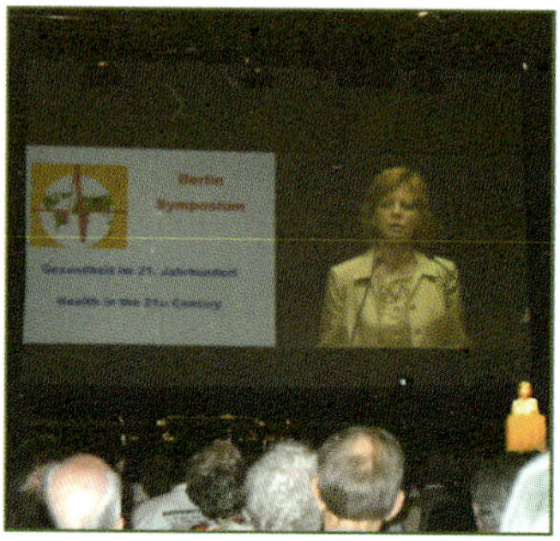

Auch diesmal war der Protest so überwältigend, dass die Pläne nicht durchkamen. Das nächste "Codex"-Treffen ist bereits für November 2001 in Berlin geplant. Auch auf Ebene des Europäischen Parlamentes versucht das Pharma-Kartell jetzt seine Pläne in einer Art "Euro-Codex" umzusetzen.

Jeder Patient, jeder verantwortlich handelnde Mensch ist aufgerufen, sich diesen unethischen Plänen zu widersetzen.

Das Vitamin-Kartell fliegt auf

Am 20. Mai 1999 platzte die Bombe: Der Roche-Konzern, BASF, Rhône-Poulenc und andere multinationale Pharmakonzerne wurden wegen krimineller Preisabsprachen zu Vitamin-Rohstoffen überführt und mussten Geldstrafen in Milliardenhöhe bezahlen. Das US-Justizministerium erklärte, es handele sich um das größte jemals aufgedeckte Kartell, das einer wirtschaftlichen „Verschwörung" gleichkomme.

Während die Pharmaindustrie die Weitergabe dieser lebenswichtigen Information aus Profitgier verhinderte, taten diese Pharma-Multis aber zugleich alles, um sich an dem unweigerlichen Siegeszug der Vitamine finanziell gesund zu stoßen. Deshalb bildeten Roche, BASF, Rhône Poulenc, Takeda und

June 4, 1990

CONFIDENTIAL

Professor Jürgen Drews
Hoffmann-La Roche & Co. AG
Grenzacherstrasse 122
Basel
CH-4058 Baselstadt
Switzerland

Dear Professor Drews:

Following our conversation on the vitamin C-related atherosclerosis research we send you today the concept of this work. ... ... The implications of this concept for human health are obvious. Our research promises to provide important missing links on the cellular and molecular level to prove the role of vitamin C on prevention and therapy for cardiovascular disease and other diseases. Beside animal studies conducted, we have obtained preliminary data from patients in support of this concept. If further evidence can be provided, we foresee a several-fold increase in the preventive and therapeutic use of vitamin C.

As a next step we suggest that further evidence should be provided on various research levels. We could offer links to other research labs and clinical centers interested in this field.

We are convinced of the mutual benefit of our discovery and its scientific and commercial impacts. We are looking forward to your reply.

Sincerely,

Dr. Matthias Rath

MR:mb

Roche

F. HOFFMANN-LA ROCHE AG

Law Department

Your Ref.: MR:

Our Ref.: StA/Co-mb

Direct Dialling: 061 688 58 66 Basel, June 18, 1990

<u>Agreement of Confidentiality</u>

Dear Dr. Rath,

We are refering to the draft Agreement of Confidentiality of May 25, 1990, already signed by you.

May we kindly ask you to send us a second original of the Agreement of Confidentialty already duly signed by you. After full execution of both originals, we shall return to you one original and keep the other one for our files.

Yours sincerely,

F.HOFFMANN-LA ROCHE Ltd

Prof. J. Drews Dr. C. Conti

CH-4002 Basel, Schweiz
Telephon 061-688 11 11
Telex 962 292/965 542 hlr ch
Telefax 061-691 93 91/691 96 00

F. HOFFMANN-LA ROCHE LTD
CH-4002 Basel, Switzerland
Telephone 061-688 11 11
Telex 962 292/965 542 hlr ch
Telefax 061-691 93 91/691 96 00

F. HOFFMANN-LA ROCHE SA
CH-4002 Bâle, Suisse
Téléphone 061-688 11 11
Télex 962 292/965 542 hlr ch
Téléfax 061-691 93 91/691 96 00

andere Konzerne zeitgleich zu dem "Pharma-Kartell" ein "Vitamin-Kartell", um Patienten und Verbraucher weltweit in Milliardenhöhe zu betrügen.

Während die Höhe der wegen krimineller Machenschaften gegen diese Konzerne verhängten Strafen weltweit Schlagzeilen machte, stellte auch hier niemand die entscheidende Frage: Wer oder was hat denn diese Preisabsprachen überhaupt ausgelöst? Diese fallen doch nicht vom Himmel, sondern werden in Erwartung eines reisenden Vitaminabsatzes getroffen.

Der Hintergrund dieses "Vitamin- Kartells" ist der in diesem Buch dargestellte wissenschaftliche Durchbruch in der Vitaminforschung. Bereits am 2. Juni 1990 informierte ich den Schweizer Pharmakonzern Hoffmann-LaRoche (Roche) über die Entdeckung, dass Herzinfarkt keine Krankheit ist, sondern eine Frühform von Skorbut und damit verhinderbar. Diese Schreiben, unter anderem an den Chef der weltweiten Forschungsabteilung des Roche-Konzerns, Professor Drews, sind auf Seite 129 abgebildet.

Eine atemberaubende Perspektive

Es besteht jedoch kein Zweifel: Der Wechsel vom zweiten in das dritte Jahrtausend der Menschheitsgeschichte ist zugleich auch ein Wechsel von einer falschen Abhängigkeit erzeugenden Medizin hin zu einer Medizin, die den Volkskrankheiten von heute wirksam vorbeugt, sie heilt und letzten Endes ausmerzt. Zigtausend Menschen, denen unsere Vitaminprogramme geholfen haben, waren selbst Betroffene, die oft jahrzehntelang in den Sackgassen der Schulmedizin hin- und hergeschoben wurden. Viele von ihnen haben mit Hilfe der Zellular Medizin zu einem oft beschwerdefreien Leben zurückgefunden. Diese Menschen sind der lebende Beweis dafür, dass ein neues Gesundheitszeitalter bereits begonnen hat.